Ulrich Eibach, Santiago Ewig, Klaus Zwirner

Medizin, Ökonomie und der kranke Mensch

Verlust des Menschen als Subjekt
und der Auftrag kirchlicher Krankenhäuser

LAMBERTUS

Ulrich Eibach
Santiago Ewig
Klaus Zwirner

Medizin, Ökonomie und der kranke Mensch

Verlust des Menschen als Subjekt
und der Auftrag kirchlicher Krankenhäuser

LAMBERTUS

Bibliografische Information Der Deutschen Bibliothek
Die Deutsche Bibliothek verzeichnet diese Publikation in der
Deutschen Nationalbiografie; detaillierte bibliografische Daten
sind im Internet über http://dnb.ddb.de abrufbar.

Alle Rechte vorbehalten
© 2009, Lambertus-Verlag, Freiburg im Breisgau
www.lambertus.de

Umschlaggestaltung: Nathalie Kupfermann, Bollschweil
Satz: Birgit Zwirner
Herstellung: Jungbluth Digital+Print, Freiburg

ISBN 978-3-7841-1929-8

Inhalt

VORWORT
Ulrich Eibach, Santiago Ewig, Klaus Zwirner......................7
EINFÜHRUNG – ZIEL DER STUDIE...................................9

KAPITEL 1: VERLUST DES SUBJEKTS IN DER MEDIZIN 13

1.1 Geschichtliche Aspekte..15
1.2 Zum Verlust des Subjekts in der gegenwärtigen Medizin.........19
1.3 Zur Ausklammerung und Leugnung des Subjekts in den Neurowissenschaften und der Psychiatrie..........................20
1.4 Medizintechnik, Ökonomie und die Ausschaltung des Subjekts in der Medizin...29
1.5 Wandel der Rolle des Arztes und des Arzt-Patienten-Verhältnisses...35
1.6 Folgen der Ausklammerung des Subjekts in der Medizin für den kranken Menschen..39

KAPITEL 2: KRISE DER ZIELE DER MEDIZIN.........................43

2.1 Der Tod und die Krise der Ziele der Medizin..................... 45
2.2 Zur Krise des Heilungsanspruchs der Medizin...................48

KAPITEL 3: FOLGERUNGEN FÜR DIE MEDIZIN UND DIE MEDIZINETHIK.....59

3.1 Wie kann dem Verlust des Subjekts in der „medizinischen Theorie" entgegengewirkt werden?...............................61
3.2 Wollen die Menschen eine Reparatur-Medizin wirklich? Oder haben sie zugleich Angst vor dieser Medizin?...................66
3.3 Die Frage nach den Zielen der Medizin ist unabweisbar geworden – Elemente einer Zielbestimmung der Medizin.......70

3.4 Welche Chancen bestehen, eine veränderte Medizin zu bekommen, und wie kann das Patienten-Arzt-Verhältnis so gestaltet werden, dass der Patient als Subjekt berücksichtigt wird? 77

KAPITEL 4: FOLGERUNGEN FÜR KIRCHEN, KIRCHLICHE KRANKEN-
HÄUSER UND KRANKENHAUSSEELSORGE........................81

4.1 Gesundheit als höchstes Gut? – Fortschritt zur heilen Welt ohne Krankheiten?..83

4.2 Der Beitrag von Theologie, Kirchen und Seelsorge zum Umgang mit Sterben und Tod in der Gesellschaft und der Medizin..87

4.3 Zum Umgang mit Krankheit: Widerstand, Ergebung, Annahme...95

4.4 Christliche Heilserwartung und medizinischer Fortschritt: Wider die Utopie der Herstellung einer heilen Welt – Sozialethische Aspekte..102

4.5 Krankenhausseelsorge als Kompensation der Ausklammerung des Subjekts in der Medizin? – Der Patient als Mittelpunkt des Krankenhauses?......................111

4.6 Ökonomie und Humanität im Krankenhaus – Zum Auftrag der Kirchen und von Krankenhäusern in kirchlicher Träger-schaft angesichts der Umstrukturierungen des Gesundheits-wesens nach marktwirtschaftlichen Gesichtspunkten.............120

ZU DEN AUTOREN...127

Vorwort

Die vorgelegte Studie richtet sich an Ärztinnen und Ärzte, Pflegekräfte, Seelsorgerinnen und Seelsorger in Krankenhäusern, nicht zuletzt aber auch an die Träger und die kaufmännische Leitung von Krankenhäusern, insbesondere solche in kirchlicher Trägerschaft, wie auch an Gesundheitspolitiker, Krankenkassen und andere Verantwortliche im Gesundheitswesen. Sie soll herausfordern, die Stellung des Patienten als leidendes Subjekt im Krankenhaus und die Ziele der Medizin überhaupt zu bedenken. Sie will dabei angesichts der sich derzeit vollziehenden Umstrukturierungen des Gesundheitswesens das Augenmerk insbesondere auf das ärztliche und pflegerische Handeln im Krankenhaus lenken.

Die Studie wurde in ihrem Entstehungsprozess ausführlich in der *„Arbeitsgemeinschaft für Ethik im Krankenhaus" des Konvents der Krankenhausseelsorge der Evangelischen Kirche im Rheinland* unter Leitung von Prof. Dr. U. Eibach diskutiert. Mitwirkende waren: Pfarrer Gunnar Horn (Evangelische Kliniken Bonn), Pfarrer Rainer Koch (Universitätsklinikum Köln), Pfarrerin Brigitte Sondermeier (Malteser Krankenhaus Bonn), Hanna Spreen (Krankenschwester und Seelsorgerin, Bonn), Pfarrer Dr. Dr. Berold Thomassen (Rheinische Kliniken Langenfeld), Prof. Dr. med. Thomas Wienker (Universitätsklinikum Bonn, Genetische Epidemiologie).

Die Autoren danken Prof. Dr. med. Ulrich Gerlach (Direktor em. Medizinische Klinik des Universitätsklinikums Münster) für eine kritische Durchsicht des Manuskripts und Anregungen für Verbesserungen, Herrn Thomas Vortkamp, Geschäftsführer des „Katholischen Krankenhausverbands Deutschlands" (KKVD), und Herrn Norbert Groß, Geschäftsführer des „ Deuschen Evangelischen Krankenhausverbands" (DEKV), dafür, dass Sie sich für eine Veröffentlichung der Studie im Lambertus-Verlag eingesetzt haben, und dem Lambertus Verlag, dass er eine Veröffentlichung ermöglicht hat. Frau Birgit Zwirner danken die Autoren für die druckreife Fertigstellung des Manuskripts und der „Stiftung Krankenhausseelsorge" im Evangelischen Kirchenkreis Bonn für eine zu diesem Zweck und zur Erstattung von Fahrtkosten gewährte finanzielle Unterstützung.

Ulrich Eibach   Santiago Ewig   Klaus Zwirner

Einführung – Ziel der Studie

Unser Gesundheitswesen, nicht zuletzt das Krankenhauswesen, wird derzeit einschneidenden Umstrukturierungen nach marktwirtschaftlichen Gesichtspunkten unterworfen, die zu entsprechend tiefgreifenden Veränderungen für Patienten wie auch für die im Krankenhaus tätigen medizinischen Berufe führen. Diese neue Situation ist medizinethisch noch völlig unzureichend bedacht. In der umfänglichen Literatur zur Medizinethik werden hauptsächlich Probleme erörtert, die durch neue Methoden in der biomedizinischen Forschung aufgeworfen werden, oder bestimmte Einzelfragen der klinischen Praxis. Manche dieser Einzelfragen haben zwar eine die einzelnen medizinischen Fachgebiete übergreifende Bedeutung. Sie werden aber meist nicht in dem übergreifenden Kontext des Medizinsystems und seines Wandels bedacht.

Die vorgelegte Studie nimmt die gegenwärtig intensiv diskutierte Frage nach der Selbstbestimmung des Patienten (Patientenautonomie) auf und fragt, ob der Mensch als Subjekt und leidende Person in der nach ökonomischen Gesichtspunkten umstrukturierten Medizin überhaupt noch eine vorrangige Rolle spielt. Sie kommt zu dem Ergebnis, dass diese Medizin den Menschen als Subjekt in einem bisher nicht gekannten Maße ausblendet oder auch ausblenden muss. Die Gründe dafür sind in der die Medizin seit dem 19. Jahrhundert immer mehr bestimmenden naturwissenschaftlichen Methodik zu finden, die den Patienten nur als zu diagnostizierendes und therapierendes Objekt und Krankheiten als „Defekt" der Körpermaschine in Blick nehmen kann. Die naturwissenschaftliche Methodik muss den Patienten als leidendes Subjekt ausklammern. Diese Betrachtungsweise konnte bisher durch die Zuwendung von Ärztinnen und Ärzten und Pflegekräften zum Patienten teilweise kompensiert werden. Die nach ökonomischen Gesichtspunkten durchgeführten Rationalisierungsmaßnahmen in der Medizin lassen für solche zeitaufwändige, den Patienten in seiner Subjektivität wahrnehmende Kommunikation immer weniger Zeit und Kraft. Die ökonomische Rationalität baut auf der naturwissenschaftlichen Rationalität auf und verstärkt die Betrachtung des Patienten als Objekt ungeheuer. Dies führt zu einer immer einseitigeren, nach ökonomischen Gesichtspunkten gestalteten Medizin, die den Menschen zunehmend nur noch als zu therapierendes Objekt und Kunden betrachtet und damit endgültig zu einem weitgehenden Verlust des Menschen als Subjekt in der Medizin führt. Zugleich führt das zu einer Krise des die Medizin bisher hauptsächlich leitenden Ziels, dem Wohlergehen von Menschen zu dienen. Ohne den Patienten als Subjekt zu kennen, kann man in vielen Fällen nicht wissen, was seinem Wohlergehen wirklich dient. Damit verbunden ist ein Wandel der Rolle des Arztes, der Pflegekräfte wie auch der Stellung des kranken Menschen im Medizinsystem.

Die Studie zeichnet die Entwicklung hin zum Verlust des Subjekts in der gegenwärtigen Medizin nach und benennt ihre Gründe und ihre Auswirkungen. Dieser Verlust des Subjekts ist verbunden mit einer Krise der Ziele der Medizin, die insbesondere an der Entwicklung ethisch bedenklicher neuer biomedizinischer Methoden, aber im klinischen Bereich auch am Umgang mit unheilbarer Krankheit und dem Tod deutlich wird. Eine Medizin, die in einseitiger Weise auf die „Reparatur" eines primär als biologisches Objekt verstandenen Organismus ausgerichtet ist, wird sich fast nur auf das medizintechnische „Wegmachen" von „Defekten" konzentrieren, kann damit aber der durch ihre Erfolge in der Lebensverlängerung immer größer werdenden Zahl der unheilbaren und über lange Zeit an ihren Krankheiten leidenden Menschen nicht gerecht werden. Sie kann den Tod nur als ein zu bekämpfendes Übel betrachten oder muss ihn verdrängen und verleugnen. Die Medizin der Neuzeit kennzeichnet ein ungeklärtes Verhältnis zum Tod, das sich durch ihre gegenwärtigen Erfolge in der Bekämpfung des Todes und durch die Ausklammerung des Subjekts in der Medizin noch ungeheuer vertieft und die Krise der Ziele der Medizin verschärft. Die sozialökonomischen Folgen der Erfolge der Medizin in der Lebensverlängerung tragen bei zur Krise des Heilungsanspruchs der Medizin und lassen die einseitige Konzentration auf eine Reparaturmedizin ethisch und sozialökonomisch fraglich werden.

Die Autoren der Studie konzentrieren sich bei ihren Darstellungen und Überlegungen vor allem auf die Situation im Krankenhaus. Sie sind überzeugt, dass eine Medizin nur in dem Maße human ist und bleibt, indem das Subjekt mit seinen wahren Bedürfnissen, seinem Wohlergehen Mittelpunkt der Medizin und des Krankenhauses ist, dem Verlust des Subjekt in der Medizin entgegengewirkt werden kann und indem sich die Medizin den Ambivalenzen ihres Fortschritts in der Bekämpfung von Krankheiten stellt und auch den Tod in die medizinische Theorie und Praxis integriert. Das setzt voraus, dass die Medizin in ihrer Theorie wie ihrer Praxis ihr Verhältnis zum leidenden Subjekt und zum Tod neu bedenkt und den medizinischen Fortschrittsoptimismus, eine Welt ohne Krankheiten medizintechnisch herstellen zu können, kritisch reflektiert, ja aufgibt.

Eine derart veränderte Einstellung der Medizin zum Tod ist nicht möglich, ohne dass sich auch in der säkularen Gesellschaft Wandlungen in der Einstellung zum Tod vollziehen und die Menschen bereit und fähig bleiben oder wieder werden, Krankheiten und den Tod auch anzunehmen und zu ertragen und auch andere Formen des Umgangs mit Krankheiten einzuüben als das medizintechnische „Wegmachen", sowohl persönliche wie auch mitmenschliche. Dieses Bewusstsein wach zu halten und zu schärfen ist keine vorrangige Aufgabe der Medizin, sondern der Gesellschaft als ganzer, vor allem aber eine Aufgabe der Kirchen, sowohl in ihrer Verkündigung und Pädagogik wie auch ihrer Diakonie. Deshalb stellt sich die Studie auch der Frage, welchen Beitrag die Kirchen dazu leisten können, und wie die Seelsorge im Krankenhaus dazu beitragen kann, dass der Mensch auch unter den Bedingungen eines nach marktwirtschaftlichen Gesichtspunkten geführten Krankenhauses noch als Subjekt wahrgenommen wird, nicht zuletzt, wenn eine medizintechnische Bekämpfung von Krankheiten an ihre Grenzen stößt. Dazu gehört auch die Frage, ob und wie Krankenhäuser in kirchlicher Trägerschaft dem wachsenden Spannungsverhältnis zwischen Ökonomie und Humanität gerecht werden können. Gerade sie sind herausgefordert, die Ziele ihres Handelns nicht primär unter marktwirtschaftlichen Gesichtspunkten, sondern ebenso auch unter Berücksichtigung christlich-ethischer Überzeugungen zu bedenken.

Kapitel 1

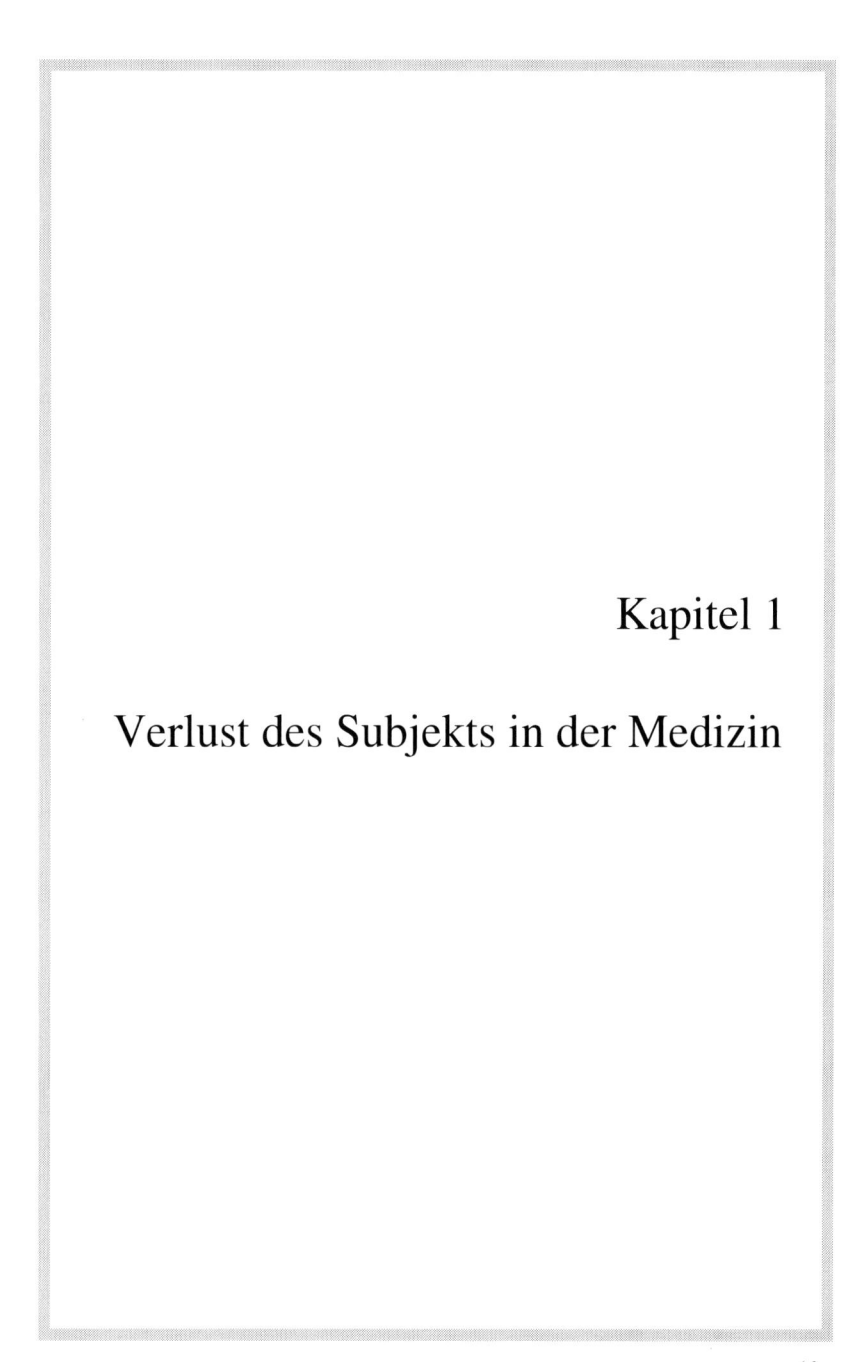

Verlust des Subjekts in der Medizin

1.1 Geschichtliche Aspekte

Die cartesianische Trennung von Geist und Materie, Seele und Körper beherrscht die medizinische Theorie und Praxis seit Mitte des 19. Jahrhunderts.

Francis Bacon (1561-1626) und *René Descartes* (1596-1650) gelten als die entscheidenden Väter der neuzeitlichen Wissenschaft.

Nach *Bacon* ist es Aufgabe der Naturwissenschaften, das verlorene Paradies wiederherzustellen, und Aufgabe der Medizin, den Tod zu besiegen. Descartes verwendete viel Zeit auf die Frage, *wie* der Tod zu besiegen sei, und zwar auf der Grundlage seiner Theorie, dass auch der menschliche Körper wie eine Maschine funktioniere, allerdings durch den immateriellen Geist gesteuert werden kann. Damit sind zwei grundlegende Probleme der medizinischen Theorie und Praxis benannt. Es ist einmal die Frage nach dem Menschenbild, das die gegenwärtige Medizin leitet, ob das „Maschinenmodell" vom menschlichen Leben die Medizin auch heute noch maßgeblich bestimmt, und zum anderen die Frage, was die entscheidenden *Ziele* der Medizin sind, ob es weiterhin hauptsächliches Ziel der Medizin ist und sein kann und darf, mit allen ihr zu Gebote stehenden technischen Möglichkeiten Krankheiten und den Tod zu bekämpfen, um die Lebenszeit zu verlängern oder gar die Krankheiten und zuletzt auch den Tod zu besiegen.

Der Philosoph *F.X. v. Baader* (1765-1841) charakterisierte diese Sicht vom Menschen dahingehend, dass diese den Menschen in einen „Geist-losen" Körper und einen „Welt-losen" Geist aufspalte. Ein „Körper-loser" Geist braucht die Medizin nicht mehr zu interessieren, wenn der Körper wie eine Maschine funktioniert. Man geht in der Neuzeit zunehmend davon aus, dass nur seinsmäßig gleichartige Größen in eine kausale Wechselwirkung zueinander treten können, dass mithin Veränderungen im körperlichen Bereich nur durch Einwirkungen materieller Faktoren auf den Körper verursacht und also auch nur durch materielle Einflüsse therapiert werden können. In diesen biologisch-mechanistischen Erklärungen von Krankheiten spielen nicht nur „metaphysische" Gesichtspunkte keine Rolle, sondern letztlich auch nicht der Mensch als *Person,* als *Subjekt.* Der Leib wird „entsubjektiviert", zum „Körperobjekt", dessen Funktionen und Fehlfunktionen man losgelöst vom Subjekt erklären will und kann.

Damit wird die Krankheit zur bloß biologischen Fehlfunktion, zur materiellen Störung, die ihre Ursache in rein materiellen Faktoren hat, die man „reparieren" muss. Der Mensch ist nur als „Opfer" dieser Faktoren, keinesfalls aber als Verantwortlicher für seine Krankheit im Blick, höchstens noch als einer, der an der Krankheit leidet. Diese naturwissenschaftliche Sicht ist ganz auf die Fragen konzentriert, *wie* Krankheiten auf der Ebene der kleinsten Bausteine des Lebens entstehen, *wie* sie aus rein materiellen Faktoren zu *erklären* und auf dieser Basis zu therapieren sind. Die Fragen, *warum* Krankheiten entstehen und *wie* sie mit der Person und ihrer Biographie im Zusammenhang stehen, werden weitgehend ausgeklammert. Entsprechend wird auch fast nur gefragt, wie die Krankheit auf der biologischen Ebene zu bekämpfen ist, und kaum, wie der Mensch in anderer Weise mit seiner Krankheit umgehen kann. Der kranke Mensch ist nur als zu diagnostizierendes und zu therapierendes Objekt, als kranker Körper im Blick. Als Subjekt wird er kaum noch wahrgenommen.

Gegen diese Ausklammerung des Subjekts in der Medizin des 19. und 20. Jahrhunderts wandte sich Mitte des 20. Jahrhunderts die von *Ludolf Krehl* begründete Heidelberger internistische Schule (R. Siebeck, V. v. Weizsäcker, A. Jores u.a.). Sie wollte die Alleinherrschaft des naturwissenschaftlichen Kausaldenkens in der Medizin überwinden und den *kranken Menschen* als „pathisches Subjekt" (V. v. Weizsäcker) wieder in den Mittelpunkt ärztlichen Handelns stellen, Krankheiten also nicht nur als „sinnlose" Defekte der „Körpermaschine" verstehen. Das „Organische" und also auch die Krankheiten haben immer einen Sinn. Viele Krankheiten können nur im Horizont der *Lebensbiographie* des kranken Menschen als Ausdruck eines konflikthaften, überfordernden, unbewältigten, ungelebten oder auch verfehlten Lebens in Beziehung zu sich selbst und zur Mit- und Umwelt verstanden werden, das sich in seelischen Störungen manifestiere, die wiederum in körperlichen Symptomen ihre Entsprechung finden können. Krankheit ist demnach häufig kein isoliertes Körpergeschehen, sondern Ausdruck der inneren und äußeren Lebensgeschichte.

Der Zusammenhang zwischen Lebensgeschichte, seelischem Erleben und körperlichem Befinden und Krankheit ist nicht mit einem naturwissenschaftlich-linearen Kausalitätsbegriff zu *erklären,* sondern nur aus der inneren und äußeren Lebensgeschichte eines Menschen zu *verstehen*, ohne dass damit die naturwissenschaftlich-kausalen Zusammenhänge aufgeschlüsselt werden können. Es sollen nicht nur die materiellen Ursachen einer Krankheit diagnostiziert, erklärt und therapiert werden und die Krankheit als mehr oder weniger zufälliger und durch materielle

Veränderungen determinierter Defekt und sinnloses und unverstehbares Geschick stehen gelassen werden, vielmehr sollen viele Gruppen von Krankheiten als „Zeichen" verstanden und auf dem Hintergrund der Lebensgeschichte in ihrer Bedeutung erschlossen werden, und zwar seitens der behandelnden Ärzte wie auch des kranken Menschen. Beide gemeinsam müssen bemüht sein, die Krankheit zu *verstehen*, ihren Sinn für den kranken Menschen zu erschließen und auf dieser Basis Wege aus der und in der Krankheit, also der Therapie und auch des Lebens mit einer Krankheit, nicht zuletzt aber auch der Prävention von Krankheiten zu finden.

Fragen nach dem Zusammenhang von Person und Lebensführung und damit nach dem Sinn der Krankheit stellen auch Patienten, die die naturwissenschaftliche Erklärung von Krankheiten verstehen. Auch sie fragen nach dem Sinn, den „metaphysischen" Gründen für die Krankheit und ihrer Bedeutung: „Warum gerade ich? Womit habe ich das verschuldet? Warum gerade jetzt? Wozu die Krankheit? Welchen Sinn hat sie?". Diesen Fragen muss sich auch der Arzt stellen, wenn er die Krankheit verstehen und nicht nur eine Krankheit, sondern einen kranken Menschen therapieren will.

Das bedeutet, dass das Subjekt (Person, Ich) seine Beteiligung an *seiner* Krankheit und der Therapie der Krankheit und *seine* Verantwortung für sie erkennt, so dass der Mensch nicht nur als „Opfer", sondern auch als „Täter" und „Subjekt" seiner Krankheit und Therapie im Blick ist. Dabei ist nicht nur die individuelle Verantwortung am eigenen Ergehen, sondern sind auch die Verantwortlichkeit anderer am Leben von anderen und die überpersönlichen gesellschaftlichen, strukturellen und umweltbedingten Dimensionen des Lebens zu betrachten.

Es geht dabei nicht darum, dem kranken Menschen zu dem als Geschick über ihn gekommenen Leiden noch allein die Last der Verantwortung für seine Krankheit aufzuerlegen, sondern ihn als leidenden Menschen, als Subjekt seiner Krankheit zu verstehen und ihm mit seiner Beteiligung Wege aus der Krankheit oder doch wenigstens Erleichterungen und Hilfen in der Krankheit zu ermöglichen, also zu klären, wie dem Wohlergehen des kranken Menschen am besten gedient werden kann, und nicht nur darum, wie die Fehlfunktionen des Körpers ohne Beteiligung des Subjekts medizintechnisch bekämpft werden können.

Dieser anthropologische und *hermeneutische* Ansatz versuchte, die naturwissenschaftlich *erklärende* Sicht der *Krankheit* und die biographisch-subjektive und *verstehende* Sicht des kranken *Menschen* so zu integrieren, dass sie die naturwissenschaftliche Sicht der biographisch-subjektiven

Sicht ein- und unterordnet. Für die „Heidelberger Schule" kann Medizin also nicht nur auf der Grundlage naturwissenschaftlicher Methodik betrieben werden. Sie bedarf notwendigerweise der Berücksichtigung humanwissenschaftlicher Erkenntnisse, denn die naturwissenschaftliche Methodik bekommt den Menschen als Subjekt und seine Lebensbiographie nicht in den Blick. Das Subjekt der Krankheit soll aber in den Mittelpunkt der Überlegungen gestellt werden. Die Krankheit soll nicht als blindes, sinnloses Geschick ohne Bezug zum kranken Subjekt blind bekämpft, repariert werden, sie soll vielmehr im Horizont der Lebensbiographie verstanden und auf dieser Basis therapiert werden unter maßgeblicher Beteiligung des kranken Menschen selbst. Dies schließt ein, dass alle Diagnostik wie auch Therapie beim kranken Menschen, beim Subjekt ansetzen muss, dass also die Wahrnehmung des kranken Subjekts, die Beziehung zu ihm und damit die Begegnung und das Gespräch mit ihm die Grundlagen von Diagnostik und Therapie sind.

1.2 Zum Verlust des Subjekts in der gegenwärtigen Medizin

Die Versuche, das Subjekt in die Medizin der Neuzeit einzuführen, sind alle gescheitert.

Die gekennzeichneten und ähnliche (z.B. Th. von Uexküll) Versuche, das Subjekt wieder in die Medizin einzuführen, können als gescheitert betrachtet werden.

Die Gründe für dieses Scheitern sind vielfältig. Sie sind sicher auch darin zu suchen, dass die Reichweite dieses hermeneutischen Ansatzes in der Medizin immer umstritten war. Es wurde eingewendet, dass dieses Modell allenfalls für Krankheiten mit multifaktorieller Genese zutreffend ist, bei deren Genese und Therapie die Lebensführung und psychosoziale Faktoren eindeutig eine gewichtige Rolle spielen. Der hauptsächliche Grund dürfte aber darin zu suchen sein, dass die medizinische Theorie wie auch die Praxis sich immer mehr ausschließlich von den Naturwissenschaften bestimmen ließen und dass eine auf ihr aufbauende Medizin, insbesondere in der Therapie akuter Erkrankungen, in den letzten Jahrzehnten äußerst erfolgreich war.

Die Folge ist, dass die naturwissenschaftliche und die biographisch-subjektive Sicht von Krankheiten immer mehr auseinanderbrechen, dass letztere zunehmend an Bedeutung verliert und letztlich der von *Descartes* geprägte mechanistische Denkansatz die Medizin immer mehr bestimmt, wenn auch linear-kausalmechanistische Vorstellungen durch komplexe systemisch denkende Ansätze ergänzt und korrigiert werden. Diese bleiben aber ganz im Horizont des biologistischen Denkansatzes. Diesem liegt nicht mehr der Dualismus Descartes von Körper und Geist zugrunde, sondern ein Monismus, der den Menschen nur noch als Körper und diesen wiederum weitgehend als „Mechanismus" in Blick nimmt.

Daran wird deutlich, dass die derzeit zu beobachtende weitgehende Ausblendung des Subjekts in der Medizin im Zusammenhang steht mit dem Verlust einer religiös-transzendenten Dimension des Menschseins. Die Versuche, den Menschen als Subjekt in den Mittelpunkt der angewandten Medizin zu stellen, waren – nicht nur in der „Heidelberger Schule" – stark von religiösem Denken geprägt, das den Menschen immer auch oder gar primär von der empirisch nicht fassbaren „spirituellen" Dimension oder gar einer expliziten Gottesbeziehung her verstand.

In dem Maße, in dem das menschliche Leben, wenigstens die Krankheiten, rein naturwissenschaftlich erklärt werden sollen, wird die Bezugnahme auf das Subjekt und letztlich auch die Kommunikation mit dem kranken Menschen überflüssig. Zur Diagnostik und Therapie reicht es aus, die mit naturwissenschaftlichen Methoden ermittelbaren Daten über den Körper auszuwerten und darauf eine Therapie aufzubauen.

Diese Ausklammerung des Subjekts führt zum weitgehenden Ausfall einer auch biographisch ausgerichteten *Anamnese* und in Folge davon auch einer *subjektbezogenen Prognose,* in der nach dem *Wohlergehen des Subjekts* in seinen leiblichen und psychosozialen Lebensbezügen gefragt und die Therapie daran orientiert wird.

Die Folge ist, dass die Therapie immer mehr unmittelbar auf den mit rein naturwissenschaftlichen Methoden ermittelten *diagnostischen Daten* aufgebaut wird und entsprechend zunehmend nur auf eine *Reparatur* der Körperfunktionen unter Ausklammerung des Subjekts ausgerichtet ist. Nicht nur die Diagnose (Welcher Art ist die Krankheit und woher kommt sie?), sondern auch die *Prognose* wird ganz der naturwissenschaftlichen Methodik unterworfen, so dass bei der Prognose fast nur noch danach gefragt wird, ob und wie die Krankheit mit dieser Methodik behandelbar, möglichst „reparierbar" ist.

Daraus ergibt sich notwendig eine Bekämpfung der Krankheit als rein biologisches Körpergeschehen und oft auch ein „Machen" alles medizinisch Machbaren unter Absehung vom leidenden Subjekt und unter Ausklammerung aller Fragen nach der *Bedeutung*, dem *Sinn* und den *Folgen* der Krankheit für das Subjekt. Dies führt mit den wachsenden diagnostischen und therapeutischen Möglichkeiten der Medizin zu einer zunehmenden Dominanz der Technik in der Medizin, in der der Patient immer mehr nur noch in den von ihm im Computer gesammelten und verarbeiteten biologischen Daten gegenwärtig ist und in der der Arzt so zum „Medizintechniker" wird.

Das führt zugleich immer mehr zum Ausfall derjenigen *ärztlichen Erfahrung*, die aus der Begegnung mit den leidenden Menschen erwächst und die auch für die Prognose eines Krankheitsverlaufs und eine dem Wohl des Menschen dienende Therapie entscheidend ist. Damit wird im Grunde auch der Arzt als Subjekt und Gegenüber des Patienten zunehmend entbehrlich, denn auch seine therapeutischen Entscheidungen werden ihm durch mehr oder weniger verpflichtende Leitlinien vorgegeben, denen er zu folgen hat.[1] Seine ärztliche Erfahrung, seine Kenntnisse des Patienten und seines Umfeldes und des Krankheitsverlaufs werden immer weniger relevant. Selbst da, wo man die Frage nach dem *Wohlergehen* eines Patienten unter einer Behandlung noch stellt und zu diesem Zweck z.B. „Lebensqualitätsstudien" durchführt, wird auch in diesen die naturwissenschaftlich-medizinische Sicht völlig beherrschend, und zwar im Sinne von medizinisch (z.B. Nebenwirkungen einer Behandlung) und zunehmend auch ökonomisch objektivierbaren und standardisierbaren Kriterien des „Nutzens" bzw. „Schadens" einer Behandlung. Die Ausschaltung des Subjekts durch die naturwissenschaftliche Methodik begünstigt in einseitiger Weise eine kurative „Reparaturmedizin" und kann zugleich auch zur Vernachlässigung einer *präventiven Medizin* führen, die nicht zuletzt bei dem Subjekt und seiner Lebensführung und bei den gesellschaftlich und durch die Umwelt bedingten Gesundheitsrisiken ansetzen muss.

Heute versucht man die Entstehung von Krankheiten nicht mehr wie im 19. Jahrhundert nur auf der Ebene der Organe und Zellen zu erklären, sondern der nunmehr bekannten kleinsten Bausteine des Lebens, also der biochemischen und molekularen Prozesse und nicht zuletzt der Gene. Die Erforschung genetischer Ursachen von Krankheiten, bis hin zu den psychiatrischen Krankheiten, wird auf der Basis der Entschlüsselung des Genoms immer schneller vorangetrieben. Dabei kann es nicht ausbleiben, dass nicht nur in der Öffentlichkeit, sondern auch in der Wissenschaft die Bedeutung des genetischen Einflusses für die Entstehung von Eigenschaften und Krankheiten des Menschen weitgehend überschätzt und andere Faktoren, nicht zuletzt Umwelteinflüsse und soziale Verhältnisse und die Lebensgeschichte des Menschen, vernachlässigt werden. Das hängt in der Medizin vor allem damit zusammen, dass man die genetischen Komponenten naturwissenschaftlich erfassen kann, gestörte Funktionen auf den höheren Ebenen der Zellen und der Organe aber

---

[1] Recht verstanden sind Leitlinien ein sinnvoller konzeptueller Rahmen zur Behandlung von Krankheiten, der sich aus Elementen der klinischen Erfahrung sowie evidenzbasierten Daten ergibt. Sie sind ausdrücklich nicht als verbindliche Richtlinien gedacht, sondern als Hilfe zur Formulierung und Implementierung lokaler Standards. Von einem solchen Standard kann und muss aber immer wieder in individuellen Fällen begründet abgewichen werden; die Erkennung von Häufungen solcher Abweichungen trägt ihrerseits dazu bei, die Standards zu verbessern. Im Zusammenhang mit unserer Thematik muss jedoch darauf hingewiesen werden, dass die Gefahr besteht, Leitlinien als naturwissenschaftlich gesicherte Handlungsbasis misszuverstehen und primär ökonomischen Zwecken nutzbar zu machen. Darüber hinaus werden mancherorts Leitlinien von Kostenträgern zur Grundlage der Kostenerstattungen erhoben. Der unklare Status der Leitlinien verrät vieles über die aktuelle Tendenz zur quasi-industriellen Auffassung und Praxis der Medizin.

wegen der ungeheuren Komplexität nicht mehr erklären kann – und die nicht naturwissenschaftlich beschreibbaren Einflüsse erst recht nicht. Deshalb neigt man schnell zur Reduktion der Krankheitsursachen auf die naturwissenschaftlich fassbare genetische, zelluläre und molekulare Ebene und suggeriert damit, dass die Gene nach dem linearen Kausalschema die alleinige oder entscheidende Ursache für die Entstehung von Krankheiten (oder auch aller normaler, selbst komplexer seelisch-geistiger Eigenschaften) sind. Dies trifft aber nur für die vergleichsweise geringe Zahl monogener Erbkrankheiten zu, nicht aber für die polygen und die multifaktoriell bedingten Krankheiten. Es gibt hier keine strikte *Kausalursache* der Gene, die alles bestimmt. Die Kausalität ist nur eine statistische, nur eine *Korrelation* zwischen Genen und dem Auftreten einer Krankheit. Das Gen ist dann nicht der entscheidende und alles auslösende „erste Beweger" und „Führer", der alles weitere Geschehen kausal determiniert, sondern seine Informationen unterliegen in ihrer Ausprägung zahlreichen biologischen und anderen Einflüssen. Das Gen ist ein „geführter Führer", nicht eine alles dominierende Kausalursache. Der genetische und molekularbiologische Reduktionismus scheitert auf den höheren Ebenen des Lebens weitgehend, weil die systemischen Zusammenhänge auf diesen Ebenen durch die auf der Basis der Molekularbiologie ermittelten Details meist nicht verstanden werden können. Diese Problematik lässt sich durch eine weitere Ansammlung von genetischen und molekularbiologischen Details kaum lösen. Erst in allerletzter Zeit erkennt man, wie stark epigenetische Einflüsse, wie die der Umwelt und sozial-kultureller Prägungen sowie auch seelische Faktoren, physiologische Vorgänge beeinflussen können, ja dass sie sogar verändernde Wirkungen auf die Funktionen der Gene haben. Diese bisher nur in Ansätzen bekannten Erkenntnisse könnten zu einem wirklichen Paradigmenwechsel in der Genetik führen.

Dennoch kann es nicht ausbleiben, dass Ärzte zunächst weiterhin in ihrer Ausbildung und daher in ihrem Denken durch das bisherige genetische und molekularbiologische Paradigma der Erklärung von Krankheiten dahingehend bestimmt werden, dass der kausal-mechanistische Denkansatz dadurch verfestigt wird und dass er sie in ihrer ärztlichen Praxis, nicht zuletzt auch im Umgang mit Patienten, bestimmt, bis dahin, dass man das menschliche Leben und Verhalten überwiegend von seinen Genen her meint entschlüsseln zu können. Aber von den Genen aus führt der Weg noch weniger direkt zu dem kranken Subjekt als von Organen, die dem Menschen z.B. als „ichnahe" und ihn als Subjekt direkt (z.B. durch Schmerzen) betreffende Größen bewusst werden können. Notwendig stellt sich die Frage, ob bei dieser Suche nach den Ursachen der Krankheiten auf der Ebene der kleinsten Bausteine des Lebens der Mensch als leibhaftes Subjekt nicht nur aus dem Blick gerät, sondern sich geradezu in seine Einzelteile und kleinsten Bausteine verflüchtigt, ja er in sie aufgelöst wird. Dies wird vielleicht am deutlichsten an der sogenannten „prädiktiven" Medizin, einer Medizin, die mögliche oder wahrscheinliche Krankheiten aufgrund der Diagnostik von Gendefekten oder anderen Anzeichen vorhersagen möchte. Diese Diagnostik kann ganz abgesehen von dem Subjekt durchgeführt werden, das in seiner leiblich-seelischen Verfasstheit zum Zeitpunkt der Diagnose völlig gesund ist, und zugleich kann man aufgrund dieser Diagnostik mehr oder weniger wahrscheinliche Aussagen über den künftigen gesundheitlichen Zustand des Trägers der Gene machen, ohne ihn selbst als Person zu kennen. Die Gefahr, den Menschen auf seine Gene zu reduzieren, von seinem Personsein und seiner Lebensbiographie ganz abzusehen, wohnt gerade der prädiktiven genetischen Diagnostik inne und damit zugleich auch die Gefahr, dass der Mensch die Folgen dieser Diagnostik für sein Leben kaum noch oder überhaupt nicht mehr beeinflussen kann.

Bei der zunehmenden Spezialisierung der Medizin muss es geradezu zu einer Fragmentarisierung des Menschen in seine somatischen Einzelteile und zu einem Verschwinden des sich ganzheitlich erlebenden und fühlenden Subjekts kommen. In dem Maße, in dem durch diese reduktionistische Betrachtung des Menschen die Einzelteile isoliert besser verstanden werden, geraten die größeren Zusammenhänge des Lebens und die Ganzheit des Lebens, insbesondere in seiner lebensgeschichtlichen Entwicklung und in seinem psychosozialen Umfeld, notwendig aus dem Blick. Das bedeutet, dass sich längerfristige Krankheitsverläufe der ärztlichen Erfahrung immer mehr entziehen, dass ärztliches Behandeln körperlich und zeitlich zunehmend punktuell wird, von daher auch eine auf einen längerfristigen Krankheitsverlauf ausgerichtete Prognose kaum gestellt werden kann, weil die dazu nötige Erfahrung fehlt. Diese ganzheitliche Betrachtung des Menschen kann in dem Maße immer weniger von Hausärzten geleistet werden, wie deren Hauptaufgabe in der Zuteilung der Kranken zu den behandelnden Spezialärzten gesehen wird.

Man hofft, durch die genetische und die molekularbiologische Forschung, die Nanomedizin und andere Techniken entscheidende Fortschritte in der Diagnostik und Therapie von Krankheiten erzielen zu können, so dass immer mehr Krankheiten frühzeitig erkannt und effektiv therapiert werden können. Wenn Gene ursächlich an der Entstehung von Krankheiten beteiligt sind, dann kann man, wenn man die entsprechenden Gene kennt, den Entstehungsprozess einer Krankheit im Organismus verfolgen und ihn auf molekularbiologischer Basis erklären und beim Auftreten der ersten Anzeichen therapeutisch eingreifen, z.b. indem man gezielt wirkende Medikamente einsetzt, gegebenenfalls auch die genetischen Faktoren, die die Krankheit bedingen oder mitbedingen, verändert. Das setzt allerdings voraus, dass man auch den Entstehungsprozess von Krankheiten jenseits der Ebene des Genoms auf der Ebene der Zellen und der Organe besser versteht, ja entschlüsselt. Wie diese Ebene komplexer Interaktionen verstanden werden kann, ist nicht einmal in Ansätzen ersichtlich. Der Weg zu therapeutischen Konsequenzen ist derzeit völlig unabsehbar. Man hofft, auf der Basis genetischer Diagnostik wesentliche therapeutische Erfolge zu erzielen. Wenig erfolgreich hat sich bisher der Weg der unmittelbaren „Gentherapie" erwiesen, d.h. des Transfers von Genen in den Körper, in der Hoffnung dadurch Menschen zu heilen, bei denen Krankheiten schon ausgebrochen sind. Erste Erfolge scheinen sich jetzt bei der Behandlung bestimmter genetisch bedingter Immunerkrankungen einzustellen. Offen bleibt auch, inwieweit die genetische Diagnostik Möglichkeiten der Prävention des Ausbruchs von Krankheiten oder ihrer frühzeitigen Therapie ermöglichen wird.

1.3 Zur Ausklammerung und Leugnung des Subjekts in den Neurowissenschaften und der Psychiatrie

Auch Neurologie und Psychiatrie behandeln zunehmend ohne Kenntnis des Subjekts einen Patienten ohne Seele.

Besonders bedenklich ist die Ausklammerung des Subjekts in denjenigen Bereichen der Medizin, die sich mit dem Gehirn und seinen Erkrankungen befassen und Eingriffe ins Gehirn vornehmen, die unmittelbar das subjektive Erleben und Verhalten des Menschen beeinflussen, also die Persönlichkeit direkt berühren können.

Eine Reihe prominenter Neurowissenschaftler hält die Vorstellung, dass der Mensch ein *Ich* (Selbst) ist, das wahrnimmt, erlebt, fühlt, denkt, will, entscheidet und handelt, für eine subjektive Täuschung. Auf ein solches Ich stößt nämlich ein außenstehender Beobachter (dritte Person-Perspektive) bei seinen naturwissenschaftlichen Beobachtungen nicht, sondern nur auf hirnphysiologische Vorgänge und messbares Verhalten. Es soll nicht das Ich das Gehirn in seinen Funktionen bestimmen können, sondern das Gehirn erzeuge die illusionäre Vorstellung von einem fühlenden, denkenden, entscheidenden und das Handeln bestimmenden Ich. Die Aussage: „Ich nehme wahr, ich fühle, ich denke, ich entscheide, ich handle!", sei falsch, weil dieses Ich (Selbst) kein empirisch objektivierbares Objekt ist. Letztendlich führt dieser neurowissenschaftliche Reduktionismus zur Ausklammerung, wenn nicht gar zur Leugnung der *ersten Person*, des Subjekts. Dies besagt natürlich erst recht, dass die Inhalte subjektiven Erlebens wissenschaftlich irrelevant sind. Es sind nur subjektive Vorstellungen. Bei dieser Sicht kann man sich die ganze Ebene der *ersten Person*, eines Ichs, eines Subjekts und damit die des subjektiven Erlebens sparen, weil sie bloß subjektive Vorstellungen ohne „Realitätsgehalt", also Illusionen sind.

Es handelt sich bei diesem Reduktionismus nicht mehr nur um einen methodischen pragmatisch-therapeutischen Reduktionismus, sondern um eine grundsätzliche *Ausklammerung,* ja *Leugnung des Subjekts* in der Wahrnehmung und Beschreibung des Menschen. An dieser Form des

Reduktionismus wird besonders deutlich, wie sehr die methodische Ausklammerung des Subjekts in der Medizin mit einem Verlust der religiös-transzendenten Dimension des Menschseins im Zusammenhang steht. Vertritt man die Ansicht, dass sich die ganze Dimension der „ersten Person", also die des subjektiven Erlebens, irgendwann ohnehin vollkommen auf die Ebene der Neurophysiologie reduzieren lasse, dann erscheint es auch jetzt schon gerechtfertigt und fortschrittlich, die Ebene des Subjekts nicht nur aus begrenzten methodischen Gründen, sondern grundsätzlich in der wissenschaftlichen Betrachtung und – was viel fataler ist – im praktischen Umgang mit dem Menschen in der Medizin und auch der Psychologie auszuklammern. Damit werden selbst die Psychiatrie und die Psychologie zur „Seelen-losen" reinen Neurowissenschaft.

Diese Ausblendung des *Subjekts*, der *Person* und ihres subjektiven Erlebens, Fühlens, Denkens und damit der Verlust der *Seele* ist auch kennzeichnend für die neueste Phase der medizinischen, insbesondere der neurowissenschaftlichen Betrachtung des Menschen, bis in die Psychiatrie hinein. Diese orientiert sich zunehmend an der Informationstechnologie. Seelische und geistige Prozesse des Gehirns („Hardware") sollen in Parallele zu „Softwareprogrammen" funktional entschlüsselt und beschrieben werden. Die Dimension des *Subjekts* und seines Erlebens verschwindet damit immer mehr aus dem Blickfeld und wird zuletzt wissenschaftlich und auch in der Praxis der medizinischen (und psychologischen) Behandlung weitgehend uninteressant. Durch die „Entpersönlichung" wird das „innere Universum des Menschen immer häufiger mit neuronalen Vorgängen gleichgesetzt, die mit bildgebenden Verfahren sicht- und messbar gemacht werden können. Dadurch scheint es kein inneres Erleben mehr zu geben, das nicht potentiell äußerlich erfasst werden kann" (D. Hell, Seelenhunger, 2003, S. 63). Daraus folgt eine Betrachtung des Menschen als bloßes Objekt von biologischen Mechanismen. Das Erleben, ja das gesamte Leben wird reduziert auf quantifizierbare und messbare Größen. Bei dieser nur naturwissenschaftlichen Betrachtung des Menschenlebens kann es das Subjekt nicht mehr geben. Das führt in der Psychiatrie dazu, dass auch psychiatrische Krankheiten nur als materielle Vorgänge im Gehirn anzusehen sind und damit von der Lebensbiographie und den Wechselbeziehungen der Person mit ihrer Umwelt isoliert werden können. Die Therapie kann sich dann auch in der Psychiatrie auf direkte (pharmakologische u.a.) Eingriffe ins Gehirn beschränken. Das kommt einer konsequenten Ausdehnung der naturwissenschaftlichen Methodik auf die Psychiatrie und einer Ausblendung der Person, ihrer Lebensbiographie und ihres sozialen und seelisch-geistigen Lebens gleich. Daher sollen Psychopharmaka die Psychotherapie und die Pädagogik voll ersetzen und seelisches und soziales Leben in wünschenswerter Weise verändern können. Dabei wird allerdings verkannt, dass Psychopharmaka nur bestehende Erlebens- und Verhaltensweisen blockieren oder beseitigen, aber keine neuen schaffen können.

In der Medizin, bis in die Psychiatrie hinein, führt dieser Ansatz dazu, dass man zu dem Menschen als Subjekt und Person nicht mehr in Beziehung treten, nicht mehr mit ihm kommunizieren muss, weil die Dimension des subjektiven Erlebens letztlich weder für die Diagnostik noch für die Therapie der Krankheiten entscheidend ist. So wird die Medizin „Seelenlos". Diagnostiziert und therapiert werden auch nicht mehr Menschen, Subjekte, sondern Krankheiten, Fehlfunktionen, die sich naturwissenschaftlich objektivieren lassen. Dabei wird verkannt, dass – wenigstens innerhalb der Psychiatrie – die durch bildgebende und sonstige Verfahren ermittelbaren Daten ohne Kommunikation mit dem Menschen überhaupt nicht gedeutet werden können, ja dass sich die Diagnose einer Krankheit primär aus dieser Kommunikation und der auf ihr aufbauenden Psychopathologie ergibt und dann allenfalls sekundär nach neurophysiologisch objektivierbaren Korrelaten der Psychopathologie gefragt werden kann.

Die Ausblendung oder gar Leugnung eines Subjekts könnte auch die theoretische Basis liefern, auf der die Persönlichkeit gezielt verändernde Eingriffe in das Gehirn gerechtfertigt werden, z.B. dadurch, dass man die „natürlichen" Hirnleistungen gezielt zu „optimieren" oder sie auch „umzuprogrammieren" versucht. Wenn das Ich, das Subjekt eine subjektive Täuschung ist, die das Gehirn hervorbringt, und nur dem Gehirn und seinen neurophysiologischen Leistungen „objektive Wirklichkeit" zukommt und dieses in seinem Funktionieren maßgeblich durch die Gene bestimmt ist, warum sollte man dann nicht auch gezielt so verändernd in das Gehirn eingreifen, dass das „naturgewordene" Funktionieren des Gehirns „verbessert" wird, ein in seinen Leistungen, seinem Verhalten „besserer" oder den Erfordernissen an das Leben besser angepasster Mensch durch biochemische und andere Eingriffe ins Gehirn hergestellt wird. Dabei handelt es sich keineswegs mehr um therapeutische, sondern eindeutig um gezielt „manipulative" Eingriffe ins Gehirn mit dem Ziel, den Menschen in seinem Zentrum, seiner Persönlichkeit zu verändern, mit dem Anspruch, ihn zu „verbessern". Im Gegensatz zu den Genen handelt es sich beim Gehirn ja um das Organ, das die Ausformung der Persönlichkeit unmittelbar bestimmt. Schon beim Gebrauch genetischer Diagnostik zum Zweck der Selektion behinderten Lebens und vor allem bei verändernden Eingriffen ins Genom, endgültig aber bei den

Eingriffen ins Gehirn ist zu fragen, ob die Medizin damit ihren *therapeutischen Auftrag* nicht weit überschreitet und sich anschickt, einen „Menschen nach Maß", nach dem von ihr und Teilen der Gesellschaft für wünschenswert gehaltenen Bild zu planen und zu konstruieren. Damit wird die *Krise der Ziele* der Medizin besonders deutlich, die sich auch schon in anderen Bereichen der Medizin zeigt (vgl. Kap. 2).

1.4 Medizintechnik, Ökonomie und die Ausschaltung des Subjekts in der Medizin

Der Behandlung des Patienten als biologischer Mechanismus entspricht seine Betrachtung als Kunde medizinischer Leistungen.

Die Betrachtung des Menschenlebens als *biologischer Mechanismus* und die Ausschaltung des Menschen als Subjekt sind der naturwissenschaftlichen Methodik immanent.

Dadurch wird das Leben berechenbar, planbar und – wenigstens bedingt – gemäß menschlichen Vorstellungen veränderbar. Der Anstoß zu einem mechanistischen Krankheitsverständnis und einer darauf aufbauenden Therapie ging daher auch von einer Medizin aus, die primär oder ausschließlich auf naturwissenschaftlicher Methodik aufbaut, ja die möglichst nur Naturwissenschaft und sonst nichts sein will, wie es 1873 der bekannte Arzt *Bernhard Naunyn* auf der Tagung „Deutscher Naturforscher und Ärzte" forderte: „Die Medizin wird (Natur-)Wissenschaft sein oder sie wird nicht sein." Allerdings musste *Naunyn* selbst einsehen, dass die Naturwissenschaften der Medizin eine sehr begrenzte Sicht des Menschenlebens vermitteln und auf der Jahrestagung derselben Vereinigung im Jahre 1900 bekennen: „Eine Naturwissenschaft ist die Medizin nicht geworden, dazu sitzt ihr die Humanität zu tief im Blute." Und doch bestimmte die primär naturwissenschaftlich orientierte Medizin mit ihren Erfolgen und der wachsenden naturwissenschaftlichen Bildung auch zunehmend die Sicht von Krankheiten und ihrer Therapie in der Gesellschaft. Die Beliebtheit alternativ-medizinischer Methoden ändert nichts daran, dass die Vorstellung von einer „Reparatur" des nicht mehr „normal" funktionierenden Organismus das heute auch in der Gesellschaft vorherrschende Bild vom medizinischen Handeln ist. Derartige Erwartungen werden von der Gesellschaft daher auch immer mehr an die Mediziner gerichtet, wirken daher verstärkend auf die ohnehin in der Medizin schon dominante Vorstellung von „Reparaturmedizin" und geben ihr eine gesellschaftliche Legitimation.

Die rein naturwissenschaftliche Betrachtung von Krankheiten ist Voraussetzung und Grundlage dafür, die Diagnostik und Therapie von Krankheiten auch nach ökonomischen Gesichtspunkten berechenbar zu machen. Die naturwissenschaftliche Methodik und Rationalität passt zur heute geforderten ökonomischen Rationalität wie der Schlüssel zum Schlüsselloch; sie ist Grundlage der ökonomischen Rationalität. Die Ausschaltung des Subjekts wird durch den Zwang zur ökonomischen Rationalität rapide beschleunigt und vertieft. Das Subjekt muss ausgeschaltet werden, um die Reparatur des nicht mehr richtig funktionierenden Organismus auch ökonomisch berechenbar zu machen. Deshalb werden derzeit sogenannte „Evidenz basierte" Therapien aufgebaut, die zusammen mit der Einführung von Fallpauschalen (DRG's) Maßnahmen zur Kostendämpfung im Gesundheitswesen sind. Vorausgesetzt wird dabei, dass das, was Kosten spart, auch „effektiv" ist. Da das Subjekt in beiden Verfahrensweisen keine Rolle spielt, ist die Frage berechtigt, für wen eine Behandlung unter diesen Voraussetzungen „effektiv" ist.

Die DRG's sind der rechnerische Ausdruck eines am Maschinenmodell orientierten Krankheitsverständnisses. Das setzt voraus, dass die Krankheiten in objektivierbare Schemata eingeordnet werden und entsprechend dieser Klassifizierung behandelbar und in ihren Kosten berechenbar sein müssen. Das schließt notwendig ein, dass der kranke Mensch in seiner Individualität, ja möglichst auch als leidendes Subjekt methodisch ausgeblendet werden muss. Für die Individualität eines kranken Menschen und die individuelle Ausprägung einer Krankheit ist in derartigen Klassifikationen und Therapieschemata kaum oder kein Platz. Dieser Ansatz ist bei akuten Krankheiten in gewissem Umfang erfolgreich, wird aber der komplexen bio-psycho-sozialen Realität – insbesondere chronisch kranker und vielfach kranker Menschen – kaum und den Menschen, deren Krankheit seelische Ursachen hat, überhaupt nicht gerecht. Wer von seinem Krankheitsbild her (z. B. der Multimorbidität) und der individuellen Ausprägung seiner Krankheit, ganz zu schweigen von seinem sozialen, psychischen und biographischen Hintergrund her kaum oder nicht in diese diagnostischen und therapeutischen Schemata hineinpasst, muss dennoch nach ihnen „berechenbar" behandelt werden, weil nur eine derartige „schematische" Behandlung bezahlt wird. Da kann es nicht ausbleiben, dass Menschen nach einem Schema behandelt werden, zu dem sie eigentlich nur bedingt oder überhaupt nicht passen. Sie haben das Pech, im System nicht vorgesehen zu sein. Die DRG's folgen einer ökonomischen Rationalität, die auf dem Maschinenmodell vom Körper aufbaut und die Fehlfunktionen der „Organismusmaschine" in medizinischer wie ökonomischer Perspektive berechenbar macht. Eine mehrdimensionale Betrachtung, die den Menschen als Subjekt und in seinen komplexen bio-psycho-sozialen Lebenszusammenhängen wahrnimmt, passt weder in das Maschinenmodell der Medizin noch in die die Kosten in Fallpauschalen berechnende Gesundheitsökonomie. Notwendig muss daher die Frage, was dem Wohlergehen des einzelnen Menschen am besten dient und was die für ihn als Individuum angemessene und hilfreiche Therapie ist, ausgeblendet werden. Damit wird der kranke Mensch auch als leidendes Subjekt ausgeblendet, was insbesondere bei Krankheiten fatal und oft auch kostspielig wird, für deren Entstehung psychische und psychosoziale Faktoren eine bedeutsame Rolle spielen und die ohne Berücksichtigung dieser Faktoren und eine Mitwirkung des kranken Subjekts letztlich nicht therapiert werden können.

Dass der Mensch und auch der menschliche Organismus nur sehr bedingt eine berechenbare Maschine ist, sondern in erster Linie ein Individuum mit einer individuellen seelisch-leiblichen Konstitution und unterschiedlichen körperlichen und erst recht seelischen Reaktionen auf Krankheiten, die den Verlauf einer Krankheit beeinflussen, gerät in dieser Art Medizin zunehmend aus dem Blick. Die von der naturwissenschaftlich orientierten Medizin eingeleitete Ausschaltung des kranken Menschen als Subjekt wirkt nunmehr über die Ökonomie verstärkend auf diese Methodik zurück. Medizinische Daten über den Patienten werden erhoben, ohne das Subjekt wahrzunehmen. Diese werden immer häufiger in einer völlig patientenfernen, immer öfter außerhalb des behandelnden Krankenhauses liegenden Spezialeinrichtung diagnostiziert und für einen Therapieplan ausgewertet, und zwar gemäß den in den genannten Klassifikationen von Krankheiten vorgesehenen therapeutischen Konzepten. Man braucht also sowohl zur Diagnostik wie auch zur Therapie nur Daten über die Krankheit, die einem Krankheits- und Therapieschema zugeordnet werden, nach dem der Patienten dann therapiert wird. Die eindeutige Dominanz der Technik in der Medizin wird damit immer offensichtlicher. Eine Kommunikation mit dem und Kenntnis des Patienten ist eigentlich nicht mehr nötig. Man diagnostiziert und behandelt letztlich einen „virtuellen" Patienten. Damit leugnet man zwar nicht grundsätzlich – wie für die Neurowissenschaften dargestellt –, dass der kranke Mensch ein Subjekt ist, klammert das Subjekt aber aus methodischen, pragmatischen und nicht zuletzt ökonomischen Gründen aus. So kann die Therapie immer mehr nach ökonomischen Gesichtspunkten als „Reparaturmedizin" unter Absehung vom kranken Subjekt durchgeführt werden.

Die Behauptung, dass der kranke Mensch *als Mensch* im Mittelpunkt des medizinischen Handelns stehe, wird damit – auch wenn Ärzte versuchen, sich dem entgegenzustellen – aufgrund der ökonomischen Zwänge zunehmend zu einer Fiktion. Bestenfalls sind seine Krankheiten als Abweichungen des Körpers vom normalen Funktionieren im Blick, denn diese sind zu reparieren und deren Reparatur muss kostendeckend, möglichst aber gewinnbringend durchgeführt werden. Der Kranke wird daher immer mehr als „homo oeconomicus", als Kunde betrachtet. Sofern man bemüht ist, den kranken Menschen doch als Person in Blick zu nehmen, geschieht das aufgrund eines persönlichen Engagements Einzelner (Ärzte, Pflegekräfte u. a.) gegen die dieser Medizin und der Gesundheitsökonomie immanenten Tendenzen. Eine derartige Einstellung wird sich auch bei gutem Willen mit zunehmender Rationalisierung und Ökonomisierung immer weniger umsetzen und durchhalten lassen. Unter diesen Voraussetzungen kann es nicht ausbleiben, dass Ärzte und Pflegekräfte, die in ihrem Handeln von humanitären Vorstellungen geleitet sind, diese Motivationen zugunsten einer rein pragmatischen Sicht ihres Handelns aufgeben müssen, die ihrem Selbstverständnis von ihrem Beruf widerspricht. Dies wiederum erzeugt bei ihnen Enttäuschungen, die neben der immer größeren Arbeitsbelastung mit ein Grund für die bei Pflegekräften wie auch Ärzten immer häufiger zu beobachtende Symptomatik eines „burn-out" sind.

Das Gesundheitswesen wird ein immer wichtigerer wirtschaftlicher Faktor in unserer Gesellschaft, nicht nur hinsichtlich der Zahl der in ihm direkt beschäftigten Menschen, sondern vor allem als Absatzmarkt für die pharmazeutische und medizintechnische Industrie. Die im Gang befindliche Umstrukturierung des Gesundheitswesens nach partiell marktwirtschaftlichen Gesichtspunkten hin zu profitorientierten Unternehmen kann nur daran interessiert sein, dass dieser Markt wächst und immer mehr Gewinne abwirft. Die traditionelle Vorstellung, dass wenigstens die unmittelbare Versorgung der kranken Menschen in stationären Einrichtungen eine öffentliche Aufgabe ist, die nicht primär am Gewinn der Unternehmen, sondern am Wohlergehen der kranken Menschen orientiert ist, scheint an ein Ende gekommen zu sein. Die ökonomischen Interessen der im Gesundheitswesen agierenden Wirtschaftszweige führen dazu, dass man – bis in die Psychiatrie hinein – immer einseitiger die medikamentöse und medizintechnische Therapie fördert, ja, dass man immer häufiger neue Krankheitsbilder findet, die mit neuen Medikamenten therapiert werden bzw. deren Symptome auf diese Weise beseitigt werden sollen. So werden bis in seelische Krankheiten hinein, bei denen die psychosozialen Zusammenhänge einer Erkrankung offensichtlich sind, das „Maschinenmodell" vom menschlichen Körper und die „Reparaturmedizin" immer mehr beherrschend, weil sie die Basis für ein ökonomisch gewinnträchtiges medizinisches Behandeln abgeben.

Wenn die „Reparaturmedizin" ein entscheidender wirtschaftlicher Faktor in unserer Gesellschaft ist, dann kann es nicht ausbleiben, dass der kranke Mensch immer weniger als leidendes Individuum mit persönlichen Bedürfnissen in der medizinischen Behandlung im Blick ist, sondern immer mehr als „homo oeconomicus", also als Wesen, dessen Krankheit ein ökonomischer Faktor ist, an dem sich verdienen lässt. Dieser Gesichtspunkt hat in der Medizin zwar immer eine mehr oder weniger bedeutende Rolle gespielt, war aber doch meist eingebettet in die Hilfe für den leidenden Menschen und ihr – wenn auch nicht immer – untergeordnet.

Entwicklungen hin zu einer zunehmenden Dominanz des ökonomischen Faktors sind in letzter Zeit unverkennbar. Sie können dazu führen, dass Gesundheitsleistungen immer selbstverständlicher als Waren angeboten werden, die im Tausch gegen Geld erworben, gekauft werden müssen. Dann steht nicht mehr der leidende Mensch in seiner Not und Bedürftigkeit im Mittelpunkt ärztlichen Handelns, sondern der Patient als *Kunde*, und zwar gemäß seinen Wünschen und seiner Zahlungsfähigkeit. Wenn der kranke Mensch nicht mehr primär als der Hilfe bedürftiges Individuum im Blick ist, sondern primär oder nur noch als Kunde von medizinischen und pflegerischen Leistungen, dann werden diejenigen immer „schlechtere Karten" haben, die in wirklicher Not sind, ja dann wird der Mensch immer mehr nach seinem „Gebrauchswert", seinem ökonomischen Nutzen oder Schaden in den Blick genommen, er nicht mehr nach seiner Würde als Mensch, seinem Selbstwert, sondern nach seiner Leistungskraft und damit seinem Wert bzw. Schaden für andere Menschen oder die Gesellschaft als ganze bewertet und behandelt.

Damit erreicht die Ausblendung des Subjekts einen Höhepunkt, sie wird zur Negation der Menschenwürde und der aus ihr abgeleiteten Rechte des Individuums auf Leben und das Leben schützende und erhaltende Leistungen (Artikel 2 Grundgesetz) und eines Verständnisses von zuteilender Gerechtigkeit, das sich an der Not des Menschen orientiert. Sie wird durch die „Tauschgerechtigkeit" der Ökonomie ersetzt. Die Krankheit wird dann nicht mehr primär vom kranken Menschen her in Blick genommen, sondern unter der Fragestellung, welcher Gewinn sich mit ihrer Behandlung erzielen lässt. Die zentrale Bedeutung, die die Sorge um den Kranken in einer ethisch orientierten Medizin bisher überwiegend hatte und auch in Zukunft haben sollte, wird dann zunehmend durch die Ziele des Marktes ersetzt. In dem Maße, in dem dies der Fall ist, wird die

Medizin in ihrem Kern eine andere Medizin, gerät der Mensch in Not aus dem Blick, wird durch den Patienten als Kunden ersetzt.

Die Behauptung, die Medizin sei eine praktische Wissenschaft, die sich in erster Linie in den Dienst humanitärer Ziele stellt, dem Leben des einzelnen Menschen diene, ihm helfe, wird sich dann immer mehr als Illusion erweisen, wenigstens aber werden derartige ethische Zielsetzungen den ökonomischen Zielen eindeutig untergeordnet. Der kranke Mensch wird dann primär zum Objekt und Mittel ökonomischer Interessen. Dies wird zu einer tiefgreifenden Krise der bisherigen, an der krankheitsbedingten Not des einzelnen Menschen, der Solidarität der Gesellschaft mit ihm und damit an dem Allgemeinwohl aller Menschen orientierten moralischen Grundlagen ärztlichen und pflegerischen Handelns führen, also zu einer Krise der moralischen Ziele des Gesundheitswesens. Notwendig wird dadurch die Frage aufgeworfen, wie weit sich ärztliches und pflegerisches Handeln den Gesetzen des Marktes unterwerfen lässt, ohne Jahrhunderte alte moralische, nicht zuletzt im christlichen Glauben verankerte ethische Grundlagen preiszugeben und ohne sich damit selbst als humane Einrichtung zur Hilfe für Menschen in Not aufzulösen.

1.5 Wandel der Rolle des Arztes und des Arzt-Patienten-Verhältnisses

Der Ausklammerung des Patienten als Subjekt entspricht die Ausblendung des Arztes als Subjekt.

Die gekennzeichnete Entwicklung führt nicht nur zur Ausblendung des Patienten als Subjekt, sondern auch zunehmend zur Ausblendung des Arztes (wahrscheinlich auch der Pflegekraft) als Subjekt, zu einer *Medizintechnik ohne Arzt*, jedenfalls im bisherigen Verständnis vom Arztsein, mithin zu einer Medizin, die in erster Linie Medizintechniker braucht, die alle diagnostischen und therapeutischen Daten über die Datenverarbeitung nach vorgefertigten Programmen berechenbar machen.

Die ehemals „fiktive" Vorstellung von einer Medizintechnik ohne einen Arzt, der noch patientenbezogen im Sinne von *personbezogen* arbeitet, kann daher allmählich Wirklichkeit werden. Mit dieser ganzen Entwicklung muss notwendig das auf der Kenntnis des einzelnen kranken Individuums und seines längerfristigen Krankheitsverlaufs aufbauende Behandeln und das darin gewonnene *Erfahrungswissen* des Arztes immer mehr schwinden. Damit verliert die subjektbezogene *Prognose* einer Krankheit stetig an Bedeutung. Die Therapie baut unmittelbar auf der Basis der mittels naturwissenschaftlicher Methodik gewonnenen diagnostischen Daten auf. Medizin im Sinne einer auf konkrete Patienten bezogene *Erfahrungswissenschaft* geht immer mehr verloren, geht in von naturwissenschaftlichem Wissen und ökonomischer Rationalität geprägten Diagnose- und Therapieschemata auf und unter. Damit soll nicht bestritten werden, dass Leitlinien und Therapieempfehlungen auch mehr Sicherheit in der Behandlung bedeuten, dem Arzt unnötigen Arbeitsaufwand, dem Patienten unnötige Belastungen und den Kassen unnötig ausgegebenes Geld ersparen können (vgl. Kap. 3).

In diesem Zusammenhang ist auf die deutliche Veränderung des *Arzt-Patienten-Verhältnisses* in einer derartig organisierten Medizin aufmerksam zu machen. Der methodischen Ausklammerung des Patienten als Subjekt im „Maschinenmodell" von Krankheit und Therapie wurde bisher dadurch entgegengewirkt, dass man entgegen dieser Theorie der Medizin der *Beziehung* zwischen dem Subjekt Arzt und dem Subjekt Patient eine mehr oder weniger bedeutsame Rolle zuwies. Die dem Maschinenmodell immanente Tendenz zur Ausblendung des Subjekts wurde dadurch zum Teil kompensiert. Man erkannte, dass der Beziehung zwischen der Person des Patienten und der des Arztes und damit nicht zuletzt dem *Vertrauen in den Mediziner als Mensch, als Arzt* auch für die Therapie eine bedeutsame Rolle zukam. Die Frage ist aber, ob in dem durch die ökonomische Rationalität verschärften Maschinenmodell von Therapie für eine Zeit fordernde Arzt-Patienten-Beziehung (und auch die Beziehung der Pflegekräfte zu Patienten) überhaupt noch Zeit und Geld zur Verfügung stehen werden, ob es auch gutwilligen Ärzten und Pflegekräften noch möglich sein wird, eine menschliche Beziehung zum Patienten aufzubauen, in der dieser als leidender Mensch und nicht nur als zu reparierender Organismus wahrgenommen wird.

Der Wandel im Arzt-Patienten-Verhältnis wird offensichtlich und unmittelbar bedeutsam im ärztlichen Aufklärungsgespräch. Der rein naturwissenschaftlichen Sicht von Krankheit entspricht – wie wir darlegten – die ökonomische Rationalität und beiden entspricht ein Bild vom Menschen, das primär an der Rationalität des Menschen orientiert ist, das die Ebene der Gefühle und damit den Menschen als „pathisches Subjekt" (V. v. Weizsäcker) weitestgehend ausschaltet. Dem Verständnis des Körpers als Maschine entspricht ein Verständnis von Krankheit als Defekt, der naturwissenschaftlich beschreibbar und rational zu erfassen ist, und zwar von einem „Geist", der weitgehend auf eine Rationalität reduziert ist, die sich von den immer auch körperlich bedingten Gefühlen distanzieren und insofern nach rein rationalen Gesichtspunkten entscheiden kann, wie der defekte Körper repariert werden soll, nachdem die „Ratio" die nötigen Informationen über die Art der Krankheit und die Möglichkeiten ihrer Therapie erhalten hat. Dies kann auch so aussehen, dass man gemäß der evidenzbasierten Medizin dem Patienten nur die nach deren Kriterien wirksamste und kostengünstigste Therapie anbietet, die der Patient als „Kunde" dann nach rationaler Aufklärung und darauf basierender Abwägung der Vor- und Nachteile annehmen oder ablehnen kann („informed consent"). Mit seiner Entscheidung wird er als angeblich „autonomer Patient" mehr oder weniger allein gelassen, da es ja um *sein* Leben geht, über das er allein entscheiden darf. Eine derart rationalistische Aufklärung geht von einem autonomen Menschen und rationalistischen Menschenbild aus, das dem Maschinenmodell vom Körper entspricht und in dem man voraussetzt, dass der Mensch selbst in schweren Krankheitskrisen zu selbständigen und rationalen Abwägungen über die Art seiner Behandlung fähig ist, so als ob er zu entscheiden habe, welches

Auto er nach hinreichender Information durch den Autofachmann kauft. Diese Veränderung der Aufklärung in der durch ökonomische Zwänge verstärkten Reparaturmedizin ist eine Folge der Ausklammerung der Anteilnahme am Geschick des kranken Menschen und der gemeinsamen Suche nach dem, was auf der Basis einer die Kenntnis des kranken Menschen und seiner Lebensumstände einschließenden personbezogenen *Prognose* seinem *Wohlergehen* dient. Dabei war das in der Beziehung zum Patienten als Subjekt ermittelte Wohlergehen des Patienten immer oberste Richtschnur ärztlichen Handelns, denn so nimmt der Arzt eine Haltung der *Fürsorge* für den Patienten ein, die sein Gespräch mit dem Patienten leitet. Dies schließt ein, dass dabei der Wille des Patienten ermittelt und berücksichtigt wird, aber auch, dass er nicht vor Entscheidungen gestellt wird, die ihn überfordern.

Aber vielleicht passt eine derartige, in eine Fürsorge für den Patienten eingebettete Aufklärung nicht mehr zur „Rationalität" des am Maschinenmodell und der ökonomischen Rationalität orientierten medizinischen Handelns und zum Patienten als Kunden. Es hat den Anschein, dass sich ein ausschließlich an der Autonomie und Rationalität des Patienten orientiertes Verständnis vom Patienten und die Reparaturmedizin und die Medizin als „Serviceunternehmen" gegenseitig bedingen und genau zu einander passen. Der Kunde „Patient" darf erwarten, dass er in optimaler Weise medizinisch informiert wird, so dass er auf dieser Basis entscheiden kann, wie er behandelt werden will, und dass die Behandlung auch entsprechend diesen Informationen planbar und erfolgreich ist. Dass der Mensch keine Maschine, sondern ein lebendiger Organismus ist, der auch anders als geplant reagieren kann, und dass auch der Arzt Fehler machen kann, das ist in diesem „Reparaturmodell" eigentlich nicht vorgesehen. Weil dies aber dennoch vorkommt, muss der handelnde Arzt juristisch abgesichert sein gegen Ansprüche des Patienten auf „Fehlerfreiheit" der Reparatur. Die ärztliche Aufklärung dient in der Reparaturmedizin weniger dem Patienten als vielmehr dieser juristischen Rationalität.

Das Zusammenspiel von naturwissenschaftlicher Methodik und Rationalität und ökonomischer Rationalität vertieft also nicht nur die Ausschaltung des Patienten als Subjekt, sondern führt auch zur Aufhebung des Arztes als Subjekt, der zum einzelnen kranken Menschen in Beziehung tritt und ihn als Individuum und Subjekt behandelt. Notwendig führt diese Art von „Reparaturmedizin" auch dazu, dass insbesondere das *Krankenhaus*, vielleicht aber auch Facharztpraxen, als *personbezogene Einrichtungen* zur Behandlung kranker Menschen aufgehoben werden. Die durch die Fallpauschalen bewirkte immer kürzere Liegezeit von kranken

Menschen in Krankenhäusern und die immer höheren Behandlungszahlen machen es für Ärzte und Pflegepersonal schwierig, ja sehr häufig unmöglich, den Patienten auch nur ungefähr als Subjekt wahrzunehmen. Bei der zunehmenden Zahl schwerst kranker Menschen, die nur noch in Ambulanzen behandelt werden, ist nur noch eine punktuelle Wahrnehmung des kranken Menschen möglich, wenn er zur Diagnostik oder Therapie kommt. Die Auswirkungen therapeutischer Maßnahmen für die jeweilige Person (z.b. bei onkologischen Behandlungen), insbesondere die subjektive Befindlichkeit und das psychosoziale Lebensgefüge der Patienten, entziehen sich damit weitgehend der Erfahrung der Ärzte und der Pflegekräfte. Das Krankenhaus wird so immer mehr zum „Reparaturbetrieb".

1.6 Folgen der Ausklammerung des Subjekts in der Medizin für den kranken Menschen

Zur Reparatur der Krankheit ist der leidende Mensch als Subjekt scheinbar unwichtig.

Natürlich kann es auch im Interesse von Patienten sein, dass man ihre Krankheit als „Defekt der Körpermaschine" betrachtet, der zu reparieren, *„weg zu machen"* ist.

Eine solche Betrachtung macht eine Krankheit zu einer zufälligen „Panne", die in keinem Zusammenhang mit der Person steht und die aus dem „Lebensfilm" auszuschneiden ist, weil sie ohne Bedeutung für die Person ist. Diese Distanzierung der Krankheit von der Person entlastet den Menschen vielleicht für eine mehr oder weniger lange Zeit von den bedrängenden Fragen nach den lebensgeschichtlichen Ursachen (Warum-Frage), der Bedeutung und dem Sinn der Krankheit (Wozu-Frage) und fördert so die Verdrängung der Krankheit. Der Patient muss dann auch nicht nach dem Zusammenhang zwischen Lebensführung und Krankheit fragen. Zwangsläufig muss bei einem derartigen Verständnis von Krankheit die Frage nach der *Prävention* von Krankheiten und nach der Mitwirkung des Menschen in der Therapie wie auch die Frage, wie ein Mensch mit einer chronischen Krankheit leben kann, ausgeblendet, wenigstens aber eindeutig vernachlässigt werden. Die von der „Heidelberger Schule" (vgl. Kap.1.1) gestellten Fragen können also auch vom Patienten vorübergehend oder dauernd ausgeklammert werden. Die einseitige Konzentration auf das „Wegmachen" einer Krankheit mag gut gehen, solange eine berechtigte Hoffnung auf ein „Wegmachen" der Krankheit besteht. Die am „Maschinenmodell" orientierte Reparaturmedizin ist in der Tat bei akuten Krankheiten häufig erfolgreich, wird aber der bio-psycho-sozialen Komplexität der chronischen Krankheiten und der Multimorbidität, insbesondere bei alten Menschen, nicht gerecht. Spätestens dann, wenn eine Krankheit chronisch wird, sich langsam verschlimmert oder einen tödlichen Verlauf nimmt, ist es schwer, sich an der Fiktion des „Wegmachens" festzuhalten, aber auch sie preiszugeben, wenn der kranke Mensch nicht zu anderen Formen des Umgangs mit der Krankheit fähig ist und wenn andere ihm dabei nicht helfen. Die

Ausklammerung des Subjekts in der Medizin führt dazu, dass der kranke Mensch mit seinem *Leiden* an der Krankheit von der Medizin allein gelassen wird. Leiden hat im Unterschied zur Krankheit, die man vom Subjekt distanzieren kann, immer primär eine subjektive Dimension. Es leidet immer der Mensch als Subjekt. Im Leiden wird der Mensch auf seine Subjektivität zurückgeworfen, aber auch weitgehend allein gelassen.

Der Anschein trügt wahrscheinlich nicht, dass in dem Maße, in dem sich die Reparaturmedizin als herrschendes Paradigma in der Medizin durchsetzt und auch das Bewusstsein der Bevölkerung bestimmt, die Menschen immer unfähiger werden, ein schweres Krankheitsgeschick anders als durch eine Ausrichtung auf ein „Wegmachen" anzugehen. Angesichts unheilbarer Krankheit und des Todes gerät die „Reparaturmedizin" aber in eine Krise. In ihr haben die „Unheilbaren" eigentlich keinen Platz. Sie muss bei ihrer Behandlung die Suggestion der Heilung durch Reparatur eigentlich aufrechterhalten. Die Sorge um die „Unheilbaren" wird im Grunde aus dieser Medizin herausverlagert. Selbst die *Palliativmedizin,* die früher wenigstens teilweise integraler Bestandteil ärztlichen Handelns war, hat innerhalb der Reparaturmedizin eigentlich keinen Platz mehr gefunden, ist in sie nicht mehr wirklich integriert, sondern weitgehend außerhalb dieser Medizin in besonderen Einrichtungen etabliert worden, denn die Ansatzpunkte der Palliativmedizin sind das leidende Subjekt und die Hilfen zur Bewältigung des Leidensgeschicks und nicht die Bekämpfung der tödlichen Krankheit und auch nicht nur die des physischen Schmerzes. Unheilbarkeit und das Sterben haben in der Reparaturmedizin im Grunde keinen Platz, weil der Mensch in ihr als „pathisches Subjekt" (V. v. Weizsäcker), als durch die Krankheit in seinem subjektiven Dasein und seinen Gefühlen und seinen sozialen Beziehungen zutiefst betroffener leidender Mensch keinen Platz hat. In dieser Hinsicht ist der kranke Mensch auf sich selbst zurückgeworfen.

Es steht zu befürchten, dass man in dieser Medizin nicht nur den Bedürfnissen sterbender Menschen nicht gerecht werden kann, sondern zunehmend auch nicht denen von chronisch kranken Menschen, die sehr wohl der medizinischen Behandlung, aber oft noch mehr einer angemessenen Pflege und einer mitmenschlichen Betreuung bedürfen. Hier ist vor allem an die stetig zunehmende Zahl multimorbider und unheilbarer alter Menschen zu denken. Die Ausschaltung des Subjekts kann dazu führen, dass ihre über eine medizintechnische Behandlung hinausgehenden Bedürfnisse zunehmend weniger wahrgenommen werden oder auch geradezu mit einer rein pharmakologischen Behandlung „abgetötet" werden (z.B. hoher Einsatz von Psychopharmaka in Alten- und

Pflegeheimen). Die einseitige Förderung einer technisch ausgerichteten Reparaturmedizin und die Ausschaltung des leidenden Subjekts muss angesichts begrenzter werdender finanzieller Mittel fast zwangsläufig zur Vernachlässigung der nicht medizintechnischen, insbesondere der pflegerischen und mitmenschlichen Hilfen für chronisch kranke Menschen führen. Wahrscheinlich wird sich diese Diskrepanz mit sich verschärfender sozialökonomischer Situation und aufgrund der auch durch die Erfolge der Reparaturmedizin in der Lebensverlängerung stetig zunehmenden Zahl multimorbider, unheilbarer und pflegebedürftiger Menschen immer mehr zu Lasten der letzteren zuspitzen.

Das Zusammenspiel von Fortschritten in der Reparaturmedizin und Ökonomie führt zu immer kürzeren Liegezeiten und dazu, dass Patienten mit schwersten Krankheiten, nicht zuletzt Krebskrankheiten, heute ambulant behandelt werden. Dies bringt für viele Patienten große Vorteile, vor allem psychosozialer Art, mit sich, wenn sie in ein familiäres Netz eingebunden sind. Es hat aber auch erhebliche Nachteile. Das medizinische wie psychische Ergehen von Patienten zwischen den einzelnen Behandlungen kann nicht mehr wirklich überblickt werden. Man sieht den Patienten nur noch punktuell und dann weitgehend nur unter rein medizinischen Gesichtspunkten. Damit wird es immer schwerer einzuschätzen, inwieweit eine Behandlung wirklich einem ganzheitlichen *Wohlergehen* des Patienten dient. Insbesondere hat die ambulante Behandlung schwerer Krankheiten Nachteile für Patienten, die alleinstehend sind und nicht nur der punktuellen Hilfe von ambulanten Pflegediensten, sondern der umfassenderen Betreuung bedürfen.

Beispiel: Frau S., 68 Jahre, hatte Brustkrebs, der operiert und ambulant strahlen- und chemotherapeutisch nachbehandelt wurde. Neun Monate später diagnostiziert man einen vom Brustkrebs unabhängigen Krebs im Bauchspeichel- und Leberbereich, der sich beim Operationsversuch als nicht mehr operabel erwies. Frau S. soll einer ambulanten Chemotherapie unterzogen werden. Sie ist alleinstehend. Die Therapie des Brustkrebses hat sie ohne fremde Hilfe bestanden, in der ambulanten Chemotherapie aber andere Menschen kennengelernt, denen es unter der Therapie sehr schlecht ging und die in dieser Zeit meist der stetigen Anwesenheit und Fürsorge anderer bedurften. Frau S. macht sich große Sorgen, wie sie unter der Behandlung ihr Leben bewältigen kann, denn unser Gesundheitssystem bietet zwar noch alle medizinischen Behandlungen an, aber für belastende ambulante Behandlungen keine häusliche Hilfe, um die Folgen solcher Behandlungen zu bewältigen. Nicht zu Unrecht fragt sich Frau S., ob der durch eine wahrscheinlich sehr belastende Chemotherapie erzielbare Gewinn an Lebenszeit für sie überhaupt ein anzustrebendes Ziel ist.

Das Beispiel macht deutlich, dass eine einseitige Betrachtung der medizinischen Möglichkeiten einer Behandlung der Patientin als „Subjekt" in keiner Weise gerecht wird, dass dies nur der Fall wäre, wenn die ambulante medizinische Behandlung in eine angemessene pflegerische und vor allem mitmenschliche Betreuung zu Hause eingebettet wäre. Hier zeigt sich ein Grundproblem des medizinischen Fortschritts und der Erwartungen, die man an ihn richtet. Er ist in vielen Fällen nur bedingt in der Lage, die mit einer ernsthaften und unheilbaren Krankheit aufbrechenden Probleme des Menschen zu lösen und dem Kranken als Mensch und nicht nur als „defekter Organismus" gerecht zu werden. Ernsthafte Krankheit ist eben nicht nur ein biologisches, sondern meist auch ein seelisches und soziales Problem. Dem Kranken wird man als Mensch nur gerecht, seinem Wohlergehen dient man überwiegend nur, wenn man ihn in seinen alltäglichen Lebenszusammenhängen und nicht nur als „defekte Körpermaschine" betrachtet. So gesehen ist es eine Fehlentwicklung, wenn man meint, die Probleme des Menschen mit Krankheiten und dem Tod in einseitiger Weise durch die Fortschritte der Medizin lösen zu können, die finanziellen Mittel deshalb immer mehr in die medizinische Forschung und die technische Medizin investiert und zugleich in den Bereichen der Pflege und mitmenschlichen Betreuung spart. Ambulante medizinische Therapie ohne gleichzeitige angemessene Hilfen, die Therapie und ihre Folgen auch zu Hause bewältigen zu können, dient in vielen Fällen mehr der Ökonomie derer, die die therapeutischen Leistungen erbringen, als dem behandelten Menschen. Ein Gesundheitssystem, in dem die medizintechnischen Leistungen nicht eingebettet sind in angemessene pflegerische Leistungen und mitmenschliche Hilfen, wird insbesondere den schwer und unheilbaren kranken Menschen immer weniger gerecht, ja es wird in dem Maße inhuman, in dem es sich in einseitiger Weise auf eine Reparaturmedizin hin ausrichtet und die finanziellen Ressourcen ganz überwiegend in sie investiert. Insofern ist es nicht unberechtigt – wenn auch vielleicht überspitzt –, die Frage zu stellen, ob wir auf bestem Wege sind, die Kranken als Kunden, ja immer mehr primär als Objekte medizintechnischer Therapien zu behandeln, mit denen sich ein betriebs- und auch volkswirtschaftlicher Nutzen erzielen lässt und wir deshalb, um die tendenzielle Inhumanität dieses Systems zu verschleiern, vorgeben, die Probleme der Menschen mit Krankheiten ließen sich in erster Linie oder gar ausschließlich mit einer „Reparaturmedizin" lösen. Wir huldigen damit der Fiktion, diese Medizin könne ein Leben ohne Krankheiten und Leiden „herstellen".

Kapitel 2

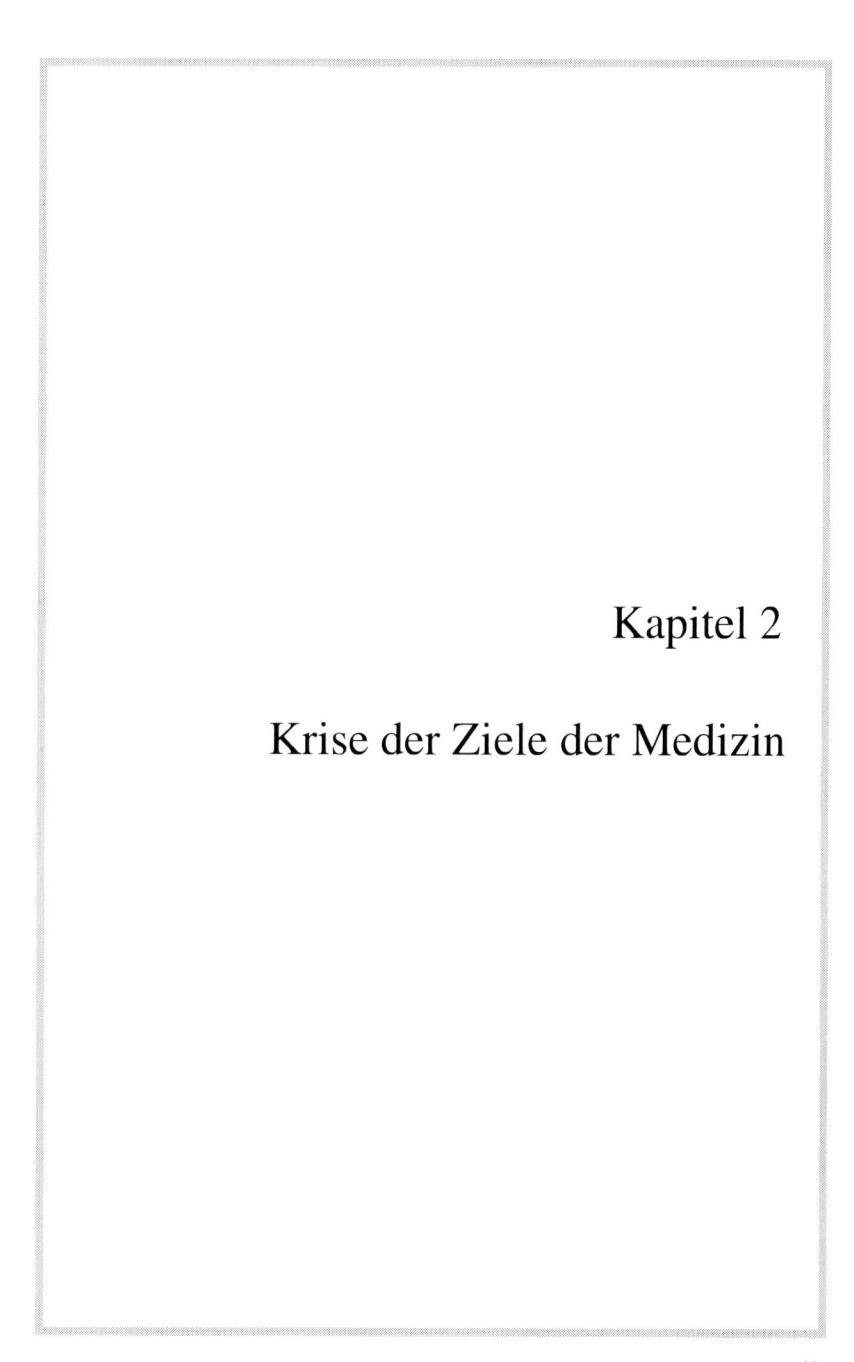

Krise der Ziele der Medizin

2.1 Der Tod und die Krise der Ziele der Medizin

Ist es Aufgabe der Medizin, den Tod zu bekämpfen?

Nach Auffassung von *F. Bacon* ist es Aufgabe der Medizin, den Tod zu besiegen. Diese Utopie ist ein geheimes oder offenes Ziel der Medizin der Neuzeit.

Angesichts des Vordringens der Medizin in den molekularen und genetischen Bereich der Krankheitsentstehung und der auf dieser Grundlage in Aussicht gestellten neuen therapeutischen Methoden ist diese Utopie gegenwärtig wieder sehr lebendig. Mit solchen Heilungsversprechen werden auch medizinische Methoden ethisch gerechtfertigt, die bisher geltende ethische und rechtliche Grundsätze in Frage stellen. Dies geschieht auf dem Hintergrund, dass die *Gesundheit* in unserer säkularisierten Gesellschaft als höchstes allgemeinverbindlich anerkanntes Gut betrachtet wird, als Voraussetzung für den Genuss aller anderen Lebensgüter und für ein *sinnvolles* und *lebenswertes* Leben. Die Gesundheit wird zunehmend in den Rang eines „religiösen" und „letzten" Wertes erhoben, der sogar den Sinn des Lebens selbst ausmachen soll. Krankheit, Altern, Behinderung, Hilfsbedürftigkeit kommen so nur noch als reine „Minusgrößen" in den Blick, deren einziger Sinn darin besteht, sie schnellstens „weg zu machen". Die riesigen Mittel, die in die Wiederherstellung der Gesundheit und die Bekämpfung der Krankheiten und auch des Todes investiert werden, stellen einen immer gewichtigeren wirtschaftlichen Faktor dar, an dem viele verdienen und von dem viele leben. In der Medizin gilt meist all das Handeln als „gut", im vormoralischen wie im moralischen Sinne, durch das Krankheitsübel bekämpft werden.

Ziel der Medizin der Neuzeit ist bis in die Gegenwart die Bekämpfung oder gar Besiegung des Todes, wenigstens aber die Verlängerung der Lebenszeit. Dieses Ziel geriet, seit wir über große technische Möglichkeiten verfügen, den Tod hinaus zu schieben, in eine Krise, ja oft in Konflikt zur Menschlichkeit, denn durch solche Methoden kann man Menschen mehr schaden als helfen. Die Bekämpfung des Todes an sich kann also in mancher Hinsicht menschenunwürdig sein. Das Spannungsverhältnis zwischen dem medizintechnisch Machbaren und dem Wohlergehen von kranken Menschen und damit dem Humanen ist in diesem Bereich unverkennbar. Damit stellt sich die Frage, welches Verhältnis die Medizin zum Tod hat, ob er nur als zu bekämpfende Bedrohung des Lebens in den Blick kommt oder gar auch als solcher geleugnet wird, also so gehandelt wird, als sei die Medizin Herr über den Tod, als sei das Eintreten des Todes ein Versagen, eine vermeidbare Panne und eine Niederlage der Medizin. Diese Haltung führt zu einer Bekämpfung des Todes um jeden Preis, zu einer Leugnung, dass letztlich immer die Macht des Todes über die Macht der Medizin siegt. Der „blinde Fleck" der Medizin scheint heute angesichts der großen medizin-technischen Möglichkeiten, den Tod zu bekämpfen, mehr denn je darin zu bestehen, dass die Medizin den Tod und mit ihm seine Vorboten, die Krankheiten, insbesondere die unheilbaren Krankheiten, und das Sterben und daher auch das Leiden an Krankheiten hauptsächlich oder gar nur unter der Perspektive des medizintechnischen „Wegmachens" betrachtet und daher notwendig ausblenden muss.

Dass die Medizin sich noch immer schwer tut, den Tod zu akzeptieren, zeigt sich auch daran, dass die *Palliativmedizin* eigentlich innerhalb der „Reparaturmedizin" keinen Platz mehr gefunden hat, sie nicht mehr wirklich in die Medizin integriert, sondern weitgehend außerhalb dieser Medizin in besonderen Einrichtungen etabliert wurde (vgl. Kap.1.6). Dies zeigt an, dass die Medizin nach wie vor ihre Einstellung zum Tod nicht geklärt hat. Und es steht zu befürchten, dass der Tod, in dem Maße, in dem die Medizin unter das Diktat der Ökonomie gerät und ihre humanitären Anliegen diesen unterordnen muss und daher den leidenden Menschen immer mehr aus dem Blick verliert, in der Medizin eher immer weniger einen Platz finden wird.

Der Prozess der ethischen Umorientierung in Fragen der Lebensverlängerung unter dem Aspekt des Wohlergehens des einzelnen Menschen hat in Bereichen wie der Intensivmedizin, der Onkologie u.a. gerade begonnen und schon taucht eine neue Fragestellung auf. Seit die Kostensteigerung im Gesundheitswesen und die Grenzen des Sozialstaats ins öffentliche Bewusstsein gerückt wurden, wird darüber diskutiert, ob der medizinische Fortschritt allen zuteil werden kann, für die er eine wirkliche Hilfe darstellt. Zur Diskussion steht also, wie viel finanzielle Mittel die Gesellschaft zur Erhaltung von Gesundheit und Leben des Einzelnen aufzubringen in der Lage und bereit ist. Damit verlagert sich der Blick vom Wohlergehen des Einzelnen auf das Wohlleben der Gesellschaft. Die Interessen Einzelner und die der Gesellschaft können bei der Zuteilung medizinischer Mittel in Konflikt geraten. Immer häufiger werden daher nicht nur humanitäre Gesichtspunkte gegen eine unbedachte Bekämpfung des Todes ins Feld geführt. Man weist darauf hin, dass ein unvergleichlich hoher Prozentsatz der Kosten im Gesundheitswesen durch die Behandlung von Menschen am Lebensende entsteht und dass viele der angesichts tödlicher Krankheiten angewendeten Therapien das Leben allenfalls um eine kurze Zeit verlängern und fragt deshalb, ob der Einsatz dieser Mittel ökonomisch zu rechtfertigen ist, ob diese Mittel nicht sinnvoller in anderen Bereichen der Medizin (z.B. der Prävention) einzusetzen sind.

In vielen Fällen mag dieses Argument sich mit ethischen Überlegungen decken, die das Wohlergehen des todkranken Menschen in den Mittelpunkt rücken. Das ist aber nicht generell der Fall und sollte auf keinen Fall darüber hinwegtäuschen, dass es sich um fundamental unterschiedliche Argumente handelt. Die ökonomische Argumentation kann ja auch in eine gegenteilige Richtung gehen, hin auf eine maximale „kurative" Therapie des kranken Menschen – auch wenn diese Therapien seinem Wohlergehen abträglich sind –, um auf diese Weise die Medizin als entscheidenden Faktor der Volkswirtschaft nicht zu begrenzen. Voraussetzung ist natürlich, dass eine Bezahlung dieser Behandlungen garantiert ist, wie z.B. bei „Privatpatienten". Selbst der todkranke Mensch würde so primär als „Mittel" zu ökonomischen Zwecken und betrachtet und zu diesen Zwecken behandelt werden (vgl. Kap.1.4). Die mühsam in Gang gekommene Abkehr von einer Bekämpfung von Krankheiten und Tod um jeden Preis um des Wohlergehens von todkranken Menschen willen könnte so auch gerade aufgrund ökonomischer Gesichtspunkte einen Rückschlag erleiden. Die Überlegungen weisen darauf hin, dass eine Klärung des Verhältnisses der Medizin zum Tode heute nicht nur aufgrund der wachsenden medizinischen Verfügungsmacht über das Leben und der entsprechenden Möglichkeiten, das Leben in sinnvoller wie auch in menschlich problematischer Weise zu verlängern, nötig ist, sondern auch aufgrund des stetig wachsenden Einflusses der Ökonomie auf medizinisches Entscheiden und Handeln.

2.2 Zur Krise des Heilungsanspruchs und der Ziele der Medizin

Ist Gesundheit das höchste Gut und wollen wir eine Welt ohne Krankheiten herstellen?

Gesundheit gilt in rein diesseitig ausgerichteten Gesellschaften als das höchste allgemeingültige Gut, das als unabdingbare Voraussetzung für ein glückendes Leben angesehen wird und zu dessen Erhaltung daher riesige Mittel investiert werden.

Aber die Erfolge der Medizin haben mit dazu beigetragen, dass immer mehr Menschen mit chronischen Erkrankungen zunehmend länger leben und dauernder Behandlungen und Pflege bedürfen, so dass ein sehr großer Teil der Kosten im Gesundheitswesen durch die Behandlung chronisch kranker Menschen entsteht, die in früheren Zeiten meist an ihren Gebrechen bald gestorben wären (z.B. Diabetiker, Dialysepatienten). Das höhere Lebensalter wird zu einem erheblichen Teil um den Preis eines Lebens mit unheilbaren Krankheiten und Gebrechen erkauft. Dies führt zu einer Krise der Ziele der Medizin, und zwar nicht so sehr, weil es in vielen Fällen fraglich ist, ob mit den medizinischen Behandlungen dem Wohlergehen des einzelnen Menschen wirklich gedient ist, sondern weil diese Entwicklung, insbesondere angesichts der demographischen Gesamtentwicklung, zu schwer lösbaren sozialen und ökonomischen Problemen führt.

Um sich das Eingeständnis der Grenzen medizinischer Macht und der durch sie mit erzeugten Probleme zu ersparen, kann man die Menschen, die an unheilbaren Krankheiten und schweren Behinderungen leiden, aus dem Gesichtsfeld der Öffentlichkeit hinter die Mauern von Kranken- und Pflegeeinrichtungen verbannen, aus denen heraus sie die Fiktion von einer Welt ohne Krankheiten, Altersgebrechen, Leiden und sogar ohne Tod nicht mehr hinterfragen können. Die entscheidende Anfrage, die von diesen Menschen ausgeht, besteht ja darin, ob die einseitige Konzentration auf eine medizintechnische Bekämpfung von Krankheiten nicht in eine Sackgasse führt und ob sie den Bedürfnissen eines immer größer werdenden Teils chronisch kranker und pflegebedürftiger, vor allem alter Menschen überhaupt noch gerecht wird. Man begegnet dieser Anfrage zunehmend mit der „Verheißung", dass es der Medizin durch weitere

Fortschritte gelingen werde, eine Welt zu schaffen, in der die Krankheiten aus der biologisch höchstmöglichen Lebensspanne verbannt sind. Dahingehende Erwartungen setzt man vor allem auf die neuen diagnostischen und therapeutischen Ansätze, die durch die genetische, molekularbiologische Forschung, Nanomedizin und anderes eröffnet werden können (vgl. Kap. 1.2). Man prophezeit, dass die meisten Krankheiten, auch solche, die erst im fortgeschrittenen Alter auftreten (z.B. Alzheimer Demenz), rechtzeitig diagnostiziert und so gut therapiert werden können, dass der Mensch seine biologisch höchstmögliche Lebenszeit ohne Krankheiten und Siechtum durchleben kann. Diese Verheißungen sollen der populären „Anti-Aging-Welle", die in gewinnträchtiger Absicht die Utopie vom bis zum Tod körperlich und seelisch-geistig „fitten" alten Menschen propagiert, eine solide medizinische Basis geben. Es fragt sich nur, woran der Mensch dann sterben soll. Auch in Zukunft wird niemand an Gesundheit, sondern jeder an Krankheiten und der Abnahme der Lebenskräfte sterben. Und warum soll man, wenn man die wahrscheinlich genetisch festgelegte höchstmögliche Lebenszeit durch Eingriffe ins Erbgut verändern kann, diese Lebenszeit nicht auch erhöhen. Wer soll dann darüber entscheiden, welchen Menschen eine derartige Verlängerung der Lebenszeit zuteil wird? Wenn der Tod auch auf diese Weise immer weiter hinausgeschoben werden kann, dann stellt sich unabweisbar die Frage, was eigentlich die Ziele der Medizin sind und sein sollen.

Getragen wird dieser Fortschrittsoptimismus insgeheim von der Idee, dass der medizinische Fortschritt ein immer „leidfreieres", „besseres" und daher „glücklicheres" Leben hervorbringen wird, und zwar in dem Maße, in dem der Mensch die natürlichen Bedingungen des Lebens von seinem Beginn bis zu seinem Tod durchgehend selbst *planen* und entsprechend seinen Wünschen gestalten kann. Es ist aber davon auszugehen, dass das hohe Lebensalter auch in der Zukunft trotz aller Fortschritte der Medizin überwiegend nicht frei von Krankheiten und Gebrechen sein wird. Und selbst wenn die körperlichen Leiden erheblich gemindert werden können, ist dieser wünschenswerte Fortschritt noch nicht selbstverständlich mit einem „glücklicheren" Leben verbunden. Schon heute liegen die Probleme alter, insbesondere betagter Menschen nicht nur und oft nicht in erster Linie in den körperlichen Krankheiten und Gebrechen, sondern ebenso in psychosozialen Umständen, nicht zuletzt in der Vereinsamung und dem Gefühl der Sinnlosigkeit des Lebens. Diese psychischen und sozialen Probleme werden nicht selten somatisiert und sind dann Grund häufiger Arztbesuche alter Menschen, doch hat die Medizin für diese Form der Erkrankungen eigentlich kaum Hilfen anzubieten. Die mit steigendem

Alter stetig steigende Rate an Suiziden mit tödlichem Ausgang ist ein Indiz für das psychosoziale Leiden vieler alter Menschen. Angesichts dieses Tatbestands ist es fraglich, ob der Gewinn an Lebenszeit ohne schwere Krankheit und Pflegebedürftigkeit an sich bereits als ein Erfolg gewertet werden kann. Auf jeden Fall macht die psychosoziale Lebenssituation vieler älterer Menschen deutlich, dass sich die Probleme des Alterns und des endenden Lebens nur sehr bedingt durch weitere medizinisch-technische Fortschritte lösen lassen. Vielmehr ist die Vermutung begründet, dass ein weiterer Gewinn an Lebenszeit die psychosoziale Lage der älteren Menschen, die immer seltener noch in ein familiäres oder sonst wie vertrautes Umfeld eingebettet sind, eher verschlechtern wird, ganz zu schweigen von den steigenden Belastungen, die dies für die jüngeren Generationen mit sich bringen wird. Es ist also ein Irrglaube, die Probleme des alternden Lebens ließen sich in erster Linie durch weitere medizintechnische Fortschritte lösen.

Auch die angekündigten neuen medizinischen Verfahren werden überwiegend nicht zu einer wirklichen Heilung führen. Sie werden meist nur die Zeitdauer des Lebens mit einer Krankheit verlängern, oft die Tiefe des Leidens an einer Krankheit lindern und todbringende Krankheiten in eine andere Lebensphase verlagern. Der medizinische Fortschritt wird also die Zahl der chronisch kranken und dauernder Behandlung und Pflege bedürfenden Menschen zugleich mit der Lebenswartung stetig erhöhen. Dies wird insbesondere der Fall sein, wenn häufige tödliche Krankheiten erfolgreicher bekämpft werden können. Man kann also davon ausgehen, dass der medizinische Fortschritt die Zahl der dauernd behandlungsbedürftigen Menschen stetig erhöht, er also den Durchschnitt der Bevölkerung keinesfalls gesünder, sondern eher kränker und dauernd behandlungsbedürftig macht. Dabei muss man der Medizin nicht unterstellen, dass sie dieses gleichsam intendiere, aber sie schafft sich damit insbesondere in einem marktwirtschaftlich orientierten Gesundheitswesen auch die von ihr dauernd abhängigen Kunden, an denen sie und die „Gesundheitsindustrie" verdienen. Mithin ist es eine Illusion zu glauben, dass durch stetig wachsende Möglichkeiten, Krankheiten medizin-technisch zu bekämpfen, die Probleme der Menschen mit Krankheit und Tod sich lösen werden. Sie werden sie vielleicht eher verschärfen und viele neue ökonomische, ethische und rechtliche Probleme aufwerfen. Das die Medizin des technischen Zeitalters leitende Ziel, möglichst alle Krankheiten zu besiegen und die Lebenserwartung stetig zu steigern, erweist sich ökonomisch und sozialethisch gesehen als äußerst zwiespältig, insbesondere auf dem Hintergrund der demographischen Entwicklung, wirft schon heute nur noch schwer lösbare soziale, ökonomische und ethische Probleme auf, die sich durch weitere medizinische Fortschritte in der Lebensverlängerung nochmals erheblich verschärfen werden.

Die stetig wachsende Zahl der durch den medizinischen Fortschritt am Leben erhaltenen, aber dauernder medizinischer und oft auch pflegerischer Behandlung bedürfender Menschen stellt nicht nur ein sozialökonomisches Problem dar, sondern in sehr vielen Fällen auch ein schweres individuelles menschliches und ethisches Problem dar. Wenn der Mensch ein Lebensalter erreicht hat, in dem ihm genügend Lebenszeit geschenkt wurde, um seine Lebensbestimmung zu erfüllen, so stellt nicht das Sterben an einer Krankheit, sondern das Überleben mit einer schweren chronischen Krankheit, die das Leben oft ganz beherrscht und in der kaum ein Lebenssinn gefunden werden, das größere menschliche und ethische Problem dar, ganz abgesehen von den sozialökonomischen Problemen, die ein solches Überleben aufwirft. Das besagt: In vielen Fällen stellt nicht der Tod eines Menschen, sondern das längere Überleben eines Menschen aufgrund medizinischer Behandlung das eigentliche Problem und die – wenn oft unvorhersehbare und unvermeidbare – „Niederlage" der Medizin dar. Es ist aber ethisch entscheidend, dass beide Problembereiche, der sozialökonomische und der individuelle, nicht miteinander vermischt werden und dass allein das Wohlergehen des einzelnen Menschen und nicht die Kosten für seine Behandlung den Ausschlag für medizinische und pflegerische Behandlungen geben. Allerdings muss, insbesondere wenn der Mensch ein höheres Lebensalter erreicht hat, immer bedacht werden, dass das Wohlergehen eines Menschen nicht mit einer Verlängerung seines Lebens gleichgesetzt wird.

Die Kostensteigerungen im Gesundheitswesen sind nicht in erster Linie eine Folge gesteigerter Bedürfnisse und Nachfrage Einzelner nach medizinischen Leistungen, sondern der *Leistungssteigerungen* der Medizin und damit auch verbundener Personalkosten. Diese hat vielfältige Ursachen, ist aber nicht zuletzt durch die Entwicklung aufwändiger und teurer diagnostischer und therapeutischer Methoden bedingt, also durch Leistungssteigerungen, nicht zuletzt im teuren Bereich der Medizintechnik, insbesondere medizinischer Großgeräte. Durch das Angebot solcher Methoden wird auch eine entsprechende Nachfrage, ein Bedarf geweckt, der ohne das Angebot nicht bestand. So stellt sich notwendig die Frage, wie lange diese Steigerung des medizintechnisch Machbaren finanzierbar ist. Derzeit wird das medizintechnisch Machbare immer mehr in den Dienst eines marktorientierten Gesundheitssystems gestellt, das medizinische Leistungen wie andere Konsumgüter als Möglichkeiten anbieten und anpreisen muss, unabhängig davon, ob sie wirklich zur

Behandlung *aller* Menschen dienen, die an einer mit diesen medizinischen Methoden behandelbaren Krankheit leiden. Die Kluft zwischen dem medizintechnisch Machbaren und dem Finanzierbaren wird wahrscheinlich immer größer werden. Sollten diese Leistungen nur Menschen zugute kommen, die entsprechend versichert sind oder sie gar privat bezahlen können, so ist die Frage zu stellen, ob eine solche Vorgehensweise noch in Übereinstimmung mit den moralischen Grundlagen ärztlichen Handelns und den bisherigen rechtlichen Grundlagen unserer Gesellschaft steht. Es ist zu erwarten, dass auf der Basis genetischer und molekularbiologischer Diagnostik und Therapie, der Stammzelltherapie, der neuen bildgebenden Diagnoseverfahren und der auf ihnen aufbauenden wenig invasiven operativen und medikamentösen Methoden viele Krankheiten, auch die großen „Killer", die Herz-Kreislauf- und die Krebs-Krankheiten, zunehmend früher erkannt und besser bekämpft oder gar beherrschbar werden. Sollten z.B. durch Fortschritte in der Gentechnik, Stammzellforschung, der Gewebezucht u.a. genügend geeignete Spenderorgane gezüchtet und die Abstoßreaktionen von Organen beherrschbar werden, dann stünde man vor der Frage, ob man Organe bereits vor Eintritt ernsthafter Organschäden – gegebenenfalls mehrmals – austauschen soll. Eine solche Medizin wäre höchstwahrscheinlich nicht mehr für alle kranken Menschen, denen sie eine echte Lebenshilfe bringen würde, bezahlbar und würde gerade aufgrund der Verfügbarkeit von künstlichen Ersatzorganen die heute beim Mangel an vorhandenen Spenderorganen bestehenden ethischen und rechtlichen Probleme bei der Verteilung von Organen noch weiter verschärfen. Ähnliches lässt sich für „maßgeschneiderte" medikamentöse und sonstige Therapien feststellen. Die Entwicklung solcher Verfahren ist teuer, aber für ihre therapeutische Anwendung kommen notwendigerweise wesentlich weniger Patienten als bei Therapien mit herkömmlichen Medikamenten in Frage. Das besagt, dass auch die Therapien sehr teuer sein werden, wenn man mit den für die Entwicklung der Verfahren ausgegebenen Mittel auch einen deutlichen Gewinn erzielen will.

Der medizinische Forschritt führt in eine *„Fortschrittsfalle"*. Gerade die Realisierung guter, bisher aber utopischer Ziele wird damit zum ethischen Problem, führt bisher unbestritten gute Ziele in eine ethische Krise. Das Ziel der Medizin, möglichst alle Krankheiten erfolgreich zu bekämpfen und die Lebenszeit zu verlängern, erschien unbestritten gut, solange es nur eine Utopie war, in dem Maße, in dem es realisierbar wird, wirft es immer schwerer lösbare soziale, ökonomische und ethische Probleme auf, die es fraglich werden lassen, ob dieses Ziel überhaupt „gut" im vormoralischen wie im moralischen Sinne ist. Entscheidende Fortschritte in der

Bekämpfung von Krankheiten und damit der Steigerung der Lebensdauer und auch der Zeit der Pflegebedürftigkeit würden den jungen Generationen einen bisher undenkbar hohen Prozentsatz ihres Einkommens für Alters- Gesundheits- und Pflege-Versicherung kosten. Die sozialökonomische Problematik ließe sich allenfalls dadurch mindern, dass es gelingt, Menschen auch im Alterungsprozess so gesund zu erhalten, dass sie bis zu ihrem Tod fast keiner Pflege durch andere bedürfen, dass sie bis zum Tod gesund sind, also plötzlich sterben, ein Ziel, das – wie angedeutet – wohl kaum realisierbar sein dürfte.

Die Aporie zwischen dem, was durch den medizinischen Fortschritt machbar ist, und dem, was sozial und ökonomisch möglich ist, ist ethisch schwer zu lösen. Sie wirft nicht nur soziale und ökonomische, sondern auch grundlegende ethische Probleme auf, die unsere bisher noch allgemein geltenden ethischen und rechtlichen Überzeugungen in Frage stellen können. Wenn die neuen und teuren medizinischen Maßnahmen nicht für alle Menschen bezahlbar sind, für die sie eine echte Hilfe darstellen, man aber nicht auf die Entwicklung und die Einführung dieser therapeutischen Maßnahmen in der Medizin überhaupt verzichten will, so stellt sich notgedrungen die Frage, wer in den Genuss dieser neuen Behandlungsverfahren kommen und wer die entsprechenden Entscheidungen fällen soll. Der medizinische Fortschritt wird daher wahrscheinlich unabwendbar zur Infragestellung bisher noch anerkannter wesentlicher ethischer und rechtlicher Überzeugungen führen, in diesem Falle unseres Verständnisses von *zuteilender Gerechtigkeit* in Bezug auf medizinische Behandlungen oder sogar des Rechts auf Leben. Solche ethischen Probleme lassen sich nicht durch weitere technische Fortschritte lösen, sie werden durch sie vielmehr meist verschärft.

Innerhalb der relativ kurzen Zeit öffentlicher Diskussion über die ökonomischen Grenzen des Gesundheits- und Sozialwesens wurde der Öffentlichkeit verdeutlicht, dass bisher noch geltende Grundlagen unseres Sozial- und Rechtssystems, wie z.B. das gleiche Recht auf wesentliche, die Gesundheit und das Leben erhaltende medizinische Leistungen in der Zukunft keinen Bestand haben werden. Es ist abzusehen, dass das ethische Prinzip der *zuteilenden Gerechtigkeit* selbst in Hinsicht auf lebenserhaltende Maßnahmen zunehmend durch das Prinzip der *Tauschgerechtigkeit* abgelöst wird. Das heißt, dass Gesundheitsleistungen nicht mehr primär nach den berechtigten gesundheitlichen Bedürfnissen zugeteilt werden, sondern nach der finanziellen Leistungsfähigkeit (bzw. der Art der Versicherung) der potentiellen Empfänger. Dem entspricht die bereits dargelegte Umstrukturierung des Gesundheitswesens zu einem „Serviceunternehmen" (vgl. Kap.1.4) und die zunehmende Privatisierung von Krankenhäusern, die dann primär am Gewinn ihrer Besitzer orientiert sind. Dies muss notwendig zur Aushöhlung oder gar Aufhebung der bisher noch für lebensentscheidende medizinische Behandlungen geltenden ethischen Prinzipien der *Solidarität* und der *zuteilenden Gerechtigkeit* führen. Diesem Druck wird sich auch die Rechtsprechung nicht lange entziehen können, wenn die neuen medizinischen Verfahren nicht mehr für alle finanzierbar sind, denen sie eine echte Lebenshilfe bringen würden. Das bisher aus dem Recht auf Leben (Grundgesetz Art. 2) abgeleitete Recht auf gleiche lebenserhaltende medizinische Maßnahmen könnte durch den Druck der „ökonomischen Realitäten" in Frage gestellt werden.

Auch wenn über die meisten dahingehenden Fragen im Vorfeld des medizinischen Alltags von der Politik, den Krankenkassen, den Krankenhausträgern u.a. entschieden wird, so sind viele der konkreten Entscheidungen über die Zuteilung der Mittel an Patientengruppen und konkrete einzelne Patienten doch von den Ärzten zu fällen. Notwendig stellt sich daher die Frage, wem der Arzt in erster Linie verpflichtet ist, dem Wohlergehen des einzelnen kranken Menschen oder den Interessen der Anbieter medizinischer Leistungen und derer, die sie zu bezahlen haben. Daraus ergibt sich zugleich die Frage, ob man dem Berufsstand der Ärzte, der sich gemäß seinen bisherigen ethischen Grundsätzen in erster Linie verpflichtet sieht, dem leidenden Menschen zu helfen, solche das Gewissen belastende Entscheidungen überhaupt zumuten darf. Oder soll man auch hier sagen, dass dies die notwendige Folge einer Umstrukturierung des Gesundheitswesens in ein „Serviceunternehmen" ist, das sich immer und zuletzt vielleicht sogar ausschließlich an der Zahlungsfähigkeit der Kunden orientiert (vgl. Kap.1.4)? Inwiefern geht es dann wirklich noch um den leidenden Menschen? Müssen sich die Ärzte von einem derart „antiquierten" Menschenbild und Ethos verabschieden und sich den ökonomischen Realitäten anpassen? Es wird deutlich, dass der medizinische Fortschritt im Zusammenhang mit den sozial-ökonomischen Entwicklungen nicht nur zu einer sozialen und ökonomischen Krise der Ziele der Medizin führt, sondern auch zu einer ethischen Krise, zur Frage, ob man sich von den bisher leitenden ethischen und stark religiös motivierten Grundsätzen notgedrungen verabschieden muss?

Die Medizin steht in der Gefahr, eine durch medizintechnische Mittel herstellbare Gesundheit als „höchstes Gut" zu glorifizieren und sich selbst als die alleinige Größe zur Lösung aller mit Gesundheit, Krankheit, Altern und Tod in Zusammenhang stehenden Probleme darzustellen. Dieser Glorifizierung der Gesundheit als „höchstes Gut" entspricht als Kehrseite die Disqualifizierung unheilbaren Menschenlebens als minderwertiges oder gar als „lebensunwertes" und „vormenschliches" Leben. Der ungeheure Kampf der Medizin für die Gesundheit und diese Disqualifizierung menschlichen Lebens sind nach den Ausführungen *V. von Weizsäckers* anlässlich der „Nürnberger Ärzteprozesse" (1947) nur die zwei Seiten ein und derselben Medaille, der Glorifizierung der Gesundheit und des irdischen Lebens als höchstes Gut und damit eines transzendenzlosen und „Gott-losen" Verständnisses des Menschenlebens, in dem dieses nicht mehr unter der Perspektive der Ewigkeit und des ewigen Lebens betrachtet werde und es deshalb auch keinen „einmaligen" und „einzigartigen" Wert mehr habe, sondern nur einen „Gebrauchswert", es mithin menschliches Leben gebe, das sinnlos und „lebensunwert", bloß biologisch-menschliches Leben sei, mit dem man wissenschaftliche Experimente durchführen und das man auch vernichten dürfe. Das führe dazu, dass zur Beseitigung von Krankheiten auch das Töten der „Unheilbaren" erlaubt sei, also zur Alternative von „Heilen" oder „Selektieren", zur Beseitigung von Krankheit und Behinderung durch Tötung der Träger von Krankheit und Behinderung. Kann die Reparatur des „defekten" Lebens nicht mehr gelingen, so könne man sich die sichtbaren Zeugen des Scheiterns der Fiktion einer von unheilbaren Krankheiten freien Welt doch durch ihre Beseitigung aus den Augen schaffen, so dass die „Unheilbaren" sie nicht mehr in Frage stellen können.

Diese Hinweise *V. v. Weizsäckers* verdienen heute mehr denn je Beachtung, denn es ist eine Fiktion, die Probleme der Menschen mit Krankheit, Behinderung, Altern und Tod ließen sich in erster Linie medizintechnisch lösen, vielleicht sogar beseitigen. Bedenkt man, dass sich unvermeidbar die Zahl der über längere Zeit chronisch kranken und pflegebedürftigen Menschen stetig erhöhen wird, so muss man kein Prophet sein, um vorauszusagen, dass mit wachsendem ökonomischen Druck im Gesundheits- und Pflegebereich der *Lebenswert* und das *Lebensrecht* vor allem der schwerstpflegebedürftigen Menschen aus sozialökonomischen Gründen immer mehr hinterfragt und offen über eine „gelenkte Sterblichkeit" (rechtzeitiges Ableben) diskutiert werden wird. Zunächst wird das durch Vorenthaltung medizinischer Behandlungen geschehen. Es ist aber absehbar, dass auch immer offener über die Tötung „lebensunwerten Lebens" diskutiert werden wird. Wird erst einmal der Gedanke wieder zugelassen, dass es „lebensunwertes" Leben gibt, das um seiner selbst und anderer willen besser nicht oder nicht mehr leben sollte, so ist die entscheidende Weichenstellung hin zu der Tötung „lebensunwerten" Lebens vollzogen. Solches Leben wird nur noch als

Objekt, als Last für andere wahrgenommen. Es kann daher in seinem Lebensrecht „Güterabwägungen" unterworfen und nach seinem Nutzen und Schaden für andere berechnet und dann auch den Interessen anderer „geopfert" werden.

Solche Entwicklungen sind nicht primär der Medizin anzulasten, sie können aber durch eine Medizin gefördert werden, die die Probleme mit Krankheit und Tod primär medizintechnisch lösen möchte. Am Anfang des Lebens haben wir uns bereits daran gewöhnt, über Leben und Tod zu entscheiden. Nirgends anders klafft die Schere zwischen diagnostischen und therapeutischen Möglichkeiten derzeit in der Medizin so weit auseinander, wie im Bereich der genetischen und vorgeburtlichen Diagnostik überhaupt. Viele Krankheiten können vorgeburtlich diagnostiziert, aber nicht therapiert werden. Die Folge ist, dass auf der Basis dieser vorgeburtlichen Diagnostik weitgehend eine „Selektion" menschlichen Lebens betrieben wird, das krank zur Welt kommen wird oder aufgrund seiner genetischen Veranlagung im Laufe des Lebens erkranken wird. Indem das Leben eines Trägers von Krankheiten nicht therapiert, sondern die Krankheit dadurch beseitigt oder ihr Ausbruch verhindert wird, dass man das Leben gezielt beendet, zeigt sich am deutlichsten die Ausblendung der Dimension des Subjekts in einer Medizin, die ganz von technischen Methoden dominiert wird und die ihr Ziel darin hat, Krankheiten zu bekämpfen, auch um den Preis, dass man das Leben des Trägers der Krankheit auslöscht. Wir stehen hier vor dem fast unlösbaren Widerspruch, dass die vorgeburtliche Diagnostik zu einer Entscheidung über Leben oder Tod, ja zu einer Entscheidung über „Lebenswert" oder „Lebensunwert" herausfordert, dass eine solche Entscheidung aber letztlich von niemand erwartet oder gar verlangt werden kann und doch von Menschen – oft in kurzer Zeit – gefällt werden muss. Hier wird die ethische Problematik einer solchen von der Medizintechnik beherrschten Medizin am deutlichsten, insbesondere die Krise der Ziele einer solchen Medizin. Der medizinische Fortschritt ist nicht mehr eingebettet in eine ethische Klärung seiner Ziele, ja die Medizintechnik fordert zu einem Urteil über den „Lebenswert" oder den „Lebensunwert" heraus, das Grundlage einer Entscheidung über „leben lassen" oder „töten" ist und insofern eine Letztverfügung über menschliches Leben darstellt. Wenn solche Urteile am Anfang des Lebens ethisch und rechtlich gebilligt oder auch nur hingenommen werden, dann kann es nicht ausbleiben, dass entsprechende Urteile auch über das endende Leben gefällt werden. Moralische und rechtliche Entscheidungen, die in einem Bereich des Lebens als möglich oder auch richtig anerkannt werden, können in anderen, aber ähnlich gelagerten Lebensbereichen nicht grundsätzlich falsch sein. Wenn am Lebensanfang Lebensunwerturteile über anderes Leben hingenommen oder als erlaubt betrachtet werden, dann kann es nicht ausbleiben, dass man derartige Urteile auch am Lebensende für rechtens hält, und zwar in dem Maße, in dem sich der sozialökonomische Druck durch die stetig zunehmende Zahl unheilbarer und schwerstpflegebedürftiger Menschen zuspitzt.

Diese Ausführungen sollen verdeutlichen, dass die Fortschritte der Medizin in der Bekämpfung von Krankheiten und Tod zu einer Krise der Ziele der Medizin führen, nicht nur zu sozialen und ökonomischen Problemen, sondern auch zu einer Krise bisher wesentlicher ethischer Leitvorstellungen ärztlichen Handelns. Die dahingehenden Entwicklungen sind sicher nicht nur der Medizin an sich anzulasten, sondern ergeben sich zum großen Teil aus der Verflechtung der Medizin in gesellschaftliche und ökonomische Interessen. Wenn „Gesundheit" in der Gesellschaft zum „höchsten Gut" erhoben wird, dann erscheint es rechtens, dass in der Medizin alles für ethisch gut erachtet wird, was diesen gesellschaftlichen Interessen entspricht und einen medizinischen Fortschritt in der Bekämpfung von Krankheiten und Tod ermöglicht. Die Medizin ist angesichts der geschilderten Entwicklungen nicht nur herausgefordert zu bedenken, welches Menschenbild und welche ethischen Grundsätze sie leiten und leiten sollen, sondern auch, welche Ziele sie mit ihrem Handeln verfolgt und verfolgen soll. Sie kann nicht mehr ohne weiteres davon ausgehen, dass alles in sich gut ist, was eine Bekämpfung von Krankheit und Tod ermöglicht. Sie ist durch den medizintechnischen Fortschritt wie auch durch gesellschaftliche und ökonomische Entwicklungen herausgefordert, die sie leitenden Ziele unter gesellschaftspolitischen wie ethischen Gesichtspunkten gründlich neu zu bedenken.

Kapitel 3

Folgerungen für die Medizin und die Medizinethik

Folgerungen für die Medizin und die Medizinethik

3.1 Wie kann dem Verlust des Subjekts in der „medizinischen Theorie" entgegengewirkt werden?

Das naturwissenschaftliche Paradigma der Medizin hat zweifellos beeindruckende Erfolge hervorgebracht, aber es hat auch problematische Seiten.

Die Medizin hat mit diesem Paradigma erstmals in der Geschichte der Menschheit überhaupt eine Grundlage geschaffen, auf der nachprüfbare und – im Rahmen der biologischen Variabilität – reproduzierbare Effekte erzielt werden können. Auch wenn es zutrifft, dass der aus epidemiologischer Sicht wesentliche Fortschritt der hohen Lebenserwartung sich zuerst den zivilisatorischen und erst in zweiter Linie den medizinischen Fortschritten verdankt, so sind aus individueller Sicht Fortschritte in der Sicherung der Gesundheit bzw. des Wohlbefindens direkt der naturwissenschaftlichen Medizin zuzuschreiben. Von zweifelhaften Außenseitern abgesehen wird daher niemand auf diese Medizin verzichten wollen. Im Gegenteil: trotz aller beschriebenen und sich zuspitzenden Widersprüche der naturwissenschaftlichen Medizin sind ihre Erfolge aktuell jedenfalls noch so evident, dass die Beweislast für den Nachweis der Möglichkeit einer besseren Medizin eindeutig bei ihren Kritikern liegt.

Der Ausgangspunkt einer kritischen Auseinandersetzung mit der naturwissenschaftlichen Medizin muss daher dort ansetzen, wo sie am stärksten ist: an ihren Erfolgen. Es muss einerseits deutlich gemacht werden, dass die Medizin mit ihrem Paradigma Widersprüche hervorbringt, die ihre Erfolge gerade gefährden bzw. teilweise auch diskreditieren. Und es muss andererseits glaubhaft gemacht werden, wie sie diese Widersprüche überwinden kann. Dies bedeutet, dass die Medizin keineswegs das naturwissenschaftliche Paradigma verlassen muss. Sie muss das Paradigma selbst nicht einmal in Teilen verändern. Sie muss vielmehr den Stellenwert des Paradigmas innerhalb der medizinischen Theorie kritisch überprüfen und neu verorten. Der Schlüssel zur Überwindung der Aporien der naturwissenschaftlichen Medizin liegt in ihrer Eingliederung in ein Verständnis der Medizin als praktischer Wissenschaft, die sich der naturwissenschaftlichen Methode vorzugsweise,

61

aber keineswegs ausschließlich bedient, und die schon gar nicht ihren erkenntnis- bzw. wissenschaftstheoretischen Status als Bedingungslehre in fälschlicher Weise als normativen Grund für die Medizin übernimmt. Insofern sich die Medizin als praktische Wissenschaft versteht, bleibt ihr die normative Ausgestaltung dessen, was gesund und was krank ist bzw. was die Ziele der Medizin sind, selbst überlassen. Sie kann und muss festlegen, welche medizinische Praxis, und das heißt, welche Art der therapeutischen Beziehung sie medizinisch für maßgeblich hält. Erst unterhalb dieser Schwelle bedient sie sich dann der Wissenschaften, die sie für die Erreichung ihrer normativen Ziele für hilfreich hält. Hier öffnet sich ein großer Fächer geistes- und naturwissenschaftlicher Disziplinen, die pragmatisch danach befragt werden, was sie zu einer entsprechend den normativen Vorgaben gelungenen medizinischen Praxis beitragen können.

Gegenüber früheren Versuchen, die Theorie der Medizin neu zu formulieren, nimmt sich der vorgestellte Ansatz gleichzeitig bescheidener und anspruchsvoller aus. Bescheidener ist er darin, dass er zunächst nicht notwendigerweise beinhaltet, dass sich die in Anspruch genommenen Wissenschaften auch in ihren theoretischen Grundannahmen auf einem komplexeren Niveau zusammenfinden. Als *S. Freud* seine psychoanalytische Theorie entwickelte, stellte er sich vor, eine in psychologischer Begrifflichkeit vorgetragene Krankheitstheorie bereitzustellen, deren Grundlagen eines Tages physiologisch zu entschlüsseln seien. Umgekehrt stellten sich führende Psychosomatiker vor, physiologische Abläufe in ihrer psychischen Genese aufschlüsseln zu können, ironischerweise häufig gerade von der psychoanalytischen Begrifflichkeit ausgehend. Solche Ansätze erscheinen wissenschaftstheoretisch problematisch und sind zudem mit dem hohen Risiko belastet, pragmatisch an ihrer Überkomplexität zu scheitern. Wenn also die Medizin verschiedene Wissenschaften heranzieht, um ihre Ziele zu erreichen, so tut sie gut daran, auf die Entwicklung solcher Metatheorien zu verzichten bzw. ihren Wunsch nach besserer Praxis wenigstens nicht primär mit diesen Anstrengungen zu belasten. Anspruchsvoller hingegen erscheint dieser Ansatz darin, dass die Medizin einen eigenen Status als praktische Wissenschaft überhaupt reklamiert. Sie sieht sich dann nämlich vor die Herausforderung gestellt, medizinische Normen zu begründen, also auszuweisen, was sie für gesund und krank hält und wie sie Gesundheit erhalten und Krankheit kontrollieren bzw. heilen möchte. Dies bedeutet, dass sie eine eigenständige normative Theorie der Medizin entwickeln muss. Ohne eine solche Anstrengung aber bleibt die Medizin notwendig bewusst- und wehrloses Opfer der Verwertungsinteressen der Gesundheitswirtschaft.

Folgerungen für die Medizin und die Medizinethik

Eine Antwort auf die Krise der Medizin ist somit ohne eine theoretische Selbstbesinnung der Medizin und entsprechend ohne die Neugenerierung einer Theorie der Medizin nicht möglich. Recht verstanden, behält das naturwissenschaftliche Paradigma als solches unangetastet seinen praktischen Stellenwert, es wird allerdings in seiner normativen Stellung beschnitten. Dies geschieht auf dem Hintergrund der Erkenntnis, dass die naturwissenschaftliche Theorie keine für die Medizin brauchbaren Normen ergibt, dass Fehlentwicklungen der Medizin auf naturwissenschaftlicher Basis solche eines Missverständnisses der Medizin als naturwissenschaftlicher Theorie sind. Die Medizin kann aber gar keine exakte Wissenschaft nach naturwissenschaftlichem Muster sein, weil sie einerseits als Bedingungslehre gar keine Normen von gesund und krank begründen kann und andererseits mit Subjekten zu tun hat und insofern primär innerhalb einer therapeutischen Beziehung operieren muss. Die Wahrnehmung der kommunikativen Basis der Medizin eröffnet erst den Spielraum, auf dem auch naturwissenschaftlich begründete Behandlungen ihren Stellenwert zugemessen bekommen können.

Allerdings ist eine solche Neubestimmung der Stellung der Naturwissenschaften innerhalb einer neuen medizinischen Metatheorie auch nicht denkbar, ohne die normativen Ansprüche der Naturwissenschaft selbst zu klären. Hier gilt es zunächst, die wiederholt von vielen Naturwissenschaftlern fälschlich erhobenen Wahrheits- und Geltungsansprüche der Naturwissenschaft in Frage zu stellen. So ist immer wieder darauf hinzuweisen, dass die Naturwissenschaften grundsätzlich in ihrer Eigenart als methodisch definierter, selektiver Wirklichkeitszugang niemals alleine die Wirklichkeit „erklären" oder „entschlüsseln" können. Sodann muss deutlich gemacht werden, dass sich aus Ergebnissen der naturwissenschaftlichen Methode allein niemals Normen ableiten lassen. Auch wenn das Ausmaß der naturwissenschaftlichen Erkenntnisse und Anwendungsmöglichkeiten atemberaubend ist, muss immer wieder darauf insistiert werden, dass wir uns nicht nur erinnern müssen, dass wir - sokratisch gesprochen - dennoch vieles noch nicht wissen, sondern dass wir vieles auch nie wissen werden. „Ignoramus, ignorabimus", dieser kritische Standpunkt wird immer schwerer aufrecht zu erhalten sein, da er immer wieder neu gewonnen werden muss aus der zwischenzeitlichen Distanz zum Erkenntnisbetrieb der Naturwissenschaften und aus der Haltung des Staunens und der Demut. Erst wenn erkannt wird, dass die „Entschlüsselung" aller Sandkörner der Erde nicht nur nicht möglich ist, sondern nicht einmal der Anfang des Verstehens wäre, kommt die eigentliche Bedeutung der naturwissenschaftlichen Erkenntnis als höchst punktuelle in einem experimentellen, also artifiziellen Versuchsaufbau in den Blick. Alle großen Naturwissenschaftler des 20. Jahrhunderts haben dies gewusst und ausgesprochen.

Die Suchbewegung nach einer neuen medizinischen Metatheorie ergibt sich für praktische Ärzte aus dem therapeutischen Kontext und den dort zu erfahrenden Defiziten. Für Naturwissenschaftler und primär naturwissenschaftlich orientierte Mediziner kann sich ein Interesse an einer gemeinsamen Suche nur aus der Erkenntnis der Grenzen der eigenen Theorie ergeben. Wenn auch die Neubestimmung der Stellung der Naturwissenschaft innerhalb einer neuen medizinischen Metatheorie zunächst eine Herabsetzung ihrer normativen Geltungsansprüche bedeutet, so eröffnet sie der Naturwissenschaft bzw. den Naturwissenschaftlern doch eine neue Freiheit, mit anderen Theorien in Beziehung zu treten und auch Neuland in der interdisziplinären Forschung zu gewinnen. Von hier aus ergeben sich durchaus vielversprechende Ansätze, mit Naturwissenschaftlern bzw. primär naturwissenschaftlichen Medizinern ins Gespräch zu kommen.

In einer solchen Sicht ist allerdings noch vorausgesetzt, dass der Naturwissenschaftler ein Theoretiker und über seine eigene Theorie metatheoretisch informiert ist. Dies kann weder bei der Mehrheit der naturwissenschaftlich tätigen Grundlagenforscher noch der auf dieser Grundlage arbeitenden Ärzte als Anwendern der naturwissenschaftlich entwickelten Techniken ohne weiteres vorausgesetzt werden. Im Wissenschafts- bzw. Medizinbetrieb kommen theoretische Fragen in der Regel nicht mehr in den Blick. Insofern fallen diese Anwender als Gesprächspartner weitgehend aus. Eine Chance zum Gespräch ergibt sich erst dann, wenn die medizinischen Anwendungen konkret als therapeutisch defizitär erfahren werden. In diesem Fall ist es wichtig, auf eine Medizintheorie zurückgreifen zu können, die in der Lage ist, die erfahrenen Defizite bis auf ihren metatheoretischen Grund aufzuklären.

Viele Medizinstudenten verbinden mit dem von ihnen gewählten Beruf eine kommunikative Praxis, eine „sprechende Medizin". Spätestens im Rahmen des Berufseinstiegs machen diese eine Krisenerfahrung durch. In dieser Phase erfolgt die Anpassung der mit dem Beruf ursprünglich verbundenen Vorstellungen an die stark ökonomisch und technisch orientierten Vorgehensweisen des Krankenhausbetriebs. Innerhalb der von den meisten Anfängern stark empfundenen praktischen Unsicherheit ergeben sich nur sehr begrenzt Möglichkeiten, die eigenen Vorstellungen gegenüber den geforderten Routinetätigkeiten aufrechtzuerhalten oder mit diesen gar in Einklang zu bringen. Ein zumindest passageres „Hinabsteigen" in den Krankenhausbetrieb ist meist unausweichlich.

Folgerungen für die Medizin und die Medizinethik

Sofern aber die eigenen Intuitionen und Vorstellungen diese erste Zeit überhaupt überleben, bleiben sie auch ansprechbar, vor allem für den Fall wiederholt schmerzhaft erfahrener kommunikativer Defizite. So scheinen denn Mediziner in der Phase ihrer fortgeschrittenen oder gerade erlangten fachärztlichen Weiterbildung am besten empfänglich für Fragen des medizinischen Selbstverständnisses. Gerade bei diesen wird man jedoch auch auf ihre zwischenzeitlich gewonnenen Erfahrungen der Erfolge der naturwissenschaftlich orientierten Medizin stoßen, so dass die Frage nach der Reichweite des Wahrheits- und Geltungsanspruchs der naturwissenschaftlichen Methode vorrangig auch gegenüber Gesprächspartnern beantwortet werden muss, deren ursprüngliche Intuitionen und Vorstellungen eher einer „sprechenden Medizin" gegolten haben. Es gilt dann, diese jungen Ärzte gleichzeitig dazu zu ermutigen, einerseits ihre bisherigen Tätigkeiten bzw. Erfolge durchaus positiv zu werten, andererseits die von ihnen erfahrenen Defizite als grundsätzliche Probleme eines bestimmten Medizinverständnisses zu begreifen.

3.2 Wollen die Menschen eine Reparatur-Medizin wirklich? Oder haben sie zugleich Angst vor dieser Medizin?

Gesundheit und Gesundheitserhaltung ist ein führendes Thema geworden, aber was geschieht mit den unheilbaren Menschen?

Die Werbespots im Fernsehen zu den besten Sendezeiten vor den abendlichen Nachrichten bewerben zu einem großen Teil Medikamente und Anwendungen zur Erhaltung der Jugend und Leistungsfähigkeit sowie gegen Schmerzen. Kostenlos in hoher Auflage abgegebene und in diesen Sendungen eigens beworbene Apothekerzeitungen handeln alle häufigen Erkrankungen unter Fotographien junger und gesunder bzw. zumindest jung und gesund gebliebener Menschen ab. Regelmäßig berichten Nachrichtensendungen von „medizinischen Durchbrüchen". Der medizinische Laie kann den Eindruck gewinnen, Gesundheit lasse sich bei Einhaltung bestimmter einfacher Regeln erhalten und Krankheit sei technologisch sehr weitgehend in den Griff zu bekommen. Viele Menschen müssen aber in der Familie und im Freundes- und Bekanntenkreis gegenteilige Erfahrungen machen. Man darf daher vermuten, dass bei allem aktuell vorherrschenden Jugend- und Gesundheitsglauben doch häufig auch eine latente Angst vor Krankheit und Medizin besteht. Auf diesem Hintergrund dürfte es der führende Wunsch der meisten sein, möglichst nichts bzw. spät im Leben mit der Medizin zu tun zu bekommen.

Erkrankte sind nun immer in einer abhängigen Position. Sie müssen sich der Führung durch die Medizin (welcher Art auch immer) anheim geben, und sie haben nur geringe Chancen, das vorherrschende System der Medizin sachlich, geschweige denn strukturell zu verstehen. Ihre Erwartungen richten sich verständlicherweise in erster Linie auf das Ergebnis aus, weniger auf das Verfahren dorthin. Alle, die sich der Medizin nur begrenzte Zeit aussetzen müssen, das heißt vornehmlich akut Kranke, werden geringe Neigung empfinden, sich eine Meinung zur Medizin überhaupt auszubilden. Sie lassen diese einfach wieder hinter

Folgerungen für die Medizin und die Medizinethik

sich. Die Last der Leerstellen der Medizin liegt somit eindeutig bei den chronisch Kranken, zum Beispiel Patienten mit schwerer Herzinsuffizienz, Tumoren oder dialysepflichtiger Niereninsuffizienz. Aber auch bei diesen Patienten wird man nur schwer allgemeine Schlüsse über ihre Erwartungen der Medizin gegenüber ziehen können. Trotz aller Betreuungsangebote und Selbsthilfegruppen bleibt der chronisch kranke Patient in weitgehend einsamer Position. Auch wenn er Erwartungen an die Medizin hegen sollte, die nicht erfüllt werden, hat er nur geringe Möglichkeiten, sein Ungenügen zum Ausdruck zu bringen, sofern Ärzte und Pfleger dieses nicht selbst wahrnehmen und zum Thema machen.

Wenn es jedoch eine generelle Erwartung an die Medizin gibt, dann ist es die, „wieder gesund" zu werden. Gesundwerden läuft dabei in der Vorstellung meist über die Einwirkung von Techniken („Ultraschall", „hochauflösende CTs", „Laser") oder über Operationen ab. Wenn Krankenhäuser für sich werben, tun sie dies vorwiegend durch Hinweis auf ihre technische Ausstattung auf diagnostischem und therapeutischem, vor allem auch operativem Gebiet. Diese Techniken versprechen offenbar, die Krankheit „wegzumachen", so dass alles wieder wird, wie es vorher war. Die Werbung zielt in jüngster Zeit jedoch noch weiter. Narkosetechniken und „minimal invasive" Operationsmethoden versprechen dieses Ziel sogar unter Minimierung des Preises zu erreichen, den der Patient sonst an Schmerz und Zugangstrauma zu zahlen hatte. Der neuerdings geprägte Slogan des „schmerzfreien Krankenhauses", allen Ernstes als Qualitätsziel ausgerufenes Kennzeichen vieler Krankenhäuser, verheißt im Kern gar eine Elimination einer Grunderfahrung des Krankseins. Ein „schmerzfreies Krankenhaus" möchte sich als ein Krankenhaus ohne Kranke präsentieren. Aus der naiven Hoffnung, „wieder gesund" zu werden, ist unter der Hand eine Verheißung der Unverwundbarkeit geworden. Diese Verheißung, so absurd sie erscheinen mag, lässt sich ausbeuten, weil sie den Nerv der Verfassung einer Gesellschaft trifft, die Krankheiten ausschließlich nur als Negativum begreifen kann, das durch eine große Furcht vor dem Sterben, aber vor allem auch vor dem Tod gekennzeichnet ist.

„Wegmachen" von Krankheit ist in der Tat der einfachste Umgang mit ihr, und wahrscheinlich ein Reflex ihr gegenüber seit jeher. In unserer Gesellschaft jedoch hat dieser Wunsch seine zusätzlichen spezifischen Konnotationen. Er ist zu sehen auf dem Hintergrund eines regelrechten Gesundheitskultes. Es scheint, dass der Gesundheitskult an die Stelle des Wunsches nach Seelenheil getreten ist. Gesundheit ist ein „Absolutum" geworden, von dem ausschließlich die Möglichkeit einer guten Lebensqualität abhängt, die wiederum der einzige Zugang zu einem erfüllten

Leben zu sein scheint. In einer solchen Sicht kann und darf Krankheit nicht wahrgenommen werden als Wendepunkt, der alles in Frage stellen und der aber auch seine Potentiale bergen kann. Sie darf schon gar nicht als Vorbote des Todes erfahren werden, so dass ein „wieder gesund" werden nicht bedeuten würde, „nicht sterben zu müssen", sondern vielmehr „jetzt noch nicht sterben" zu müssen. Schmerz muss entsprechend unerfahrbar gemacht werden, denn er könnte auf unsere Hinfälligkeit und Erlösungsbedürftigkeit hinweisen. Wenn der Mathematiker und Philosoph *Blaise Pascal* (1623-1662), der sein Leben lang Schmerzen erleiden musste, noch betete: „Herr, gib mir kein schmerzfreies Leben, das ist die Herrlichkeit, sondern die Kraft, Schmerzen auszuhalten.", so weist die Medizin heute darauf hin, dass man sich solche Schmerzen sparen kann. Am Ende des Lebens kulminieren solche Einstellungen dahin, dass natürlich auch das mit Alter und Krankheit verbundene Leid sinnlos und am besten durch einen selbst gewählten Tod zu beenden ist. Die Weigerung, Krankheit als Teil der Lebenserfahrung anzunehmen, schließt notwendig die (wenngleich selbst gewählte) Euthanasie ein. Auf diesem Hintergrund werden Arzt und Patient Mittäter in der Weigerung, Krankheit eine Bedeutung zukommen zu lassen. Die Medizin beutet die Erwartungen aus, zu deren Entstehen sie tatkräftig beigetragen hat. Die Leugnung der Bedeutung von Krankheit führt allerdings nicht zu einer Verringerung, sondern im Gegenteil zu einer Erhöhung der Angst vor ihr und vor dem technischen Umgang mit ihr.

Ohne Zweifel weckt die Medizin bei vielen Menschen hochgradig ambivalente Gefühle. Zum einen verspürt jeder Arzt die Neigung vieler Patienten, sich der Medizin, die so viel kann, geradezu bedingungslos auszuliefern. Zum anderen aber zeigt das Aufkommen von Patientenverfügungen deutlich, wie tief die Angst vieler Patienten davor sitzt, Objekt einer Maschinenmedizin zu werden, die sie nicht mehr verstehen können. In vielen dieser Verfügungen kommt die Angst zum Ausdruck, dass der Respekt vor der eigenen Lebenssicht, vor der leibseelischen Einheit sowie vor dem Sterbeprozess in der Medizin nicht ohne weiteres mehr vorausgesetzt werden kann und insofern Schutz von juristischer Seite erhalten muss. Der Grundton ist in vielen Verfügungen identisch: es soll am Lebensende nichts getan werden, was sinnlos ist. Die Vorbehalte zielen in der Regel nicht auf die Maschinen als solche, sondern auf ihren sinnlosen Einsatz. Nur wenigen ist bewusst, dass eine solche Verfügung im Grunde ein Misstrauensvotum ersten Ranges gegen jeden behandelnden Arzt und die Medizin ist – wieso sollte man sonst verfügen, Sinnloses zu unterlassen?

Folgerungen für die Medizin und die Medizinethik

Die Angst vor der Medizin gründet letztlich in der Angst vor ihrem Menschenbild. Wenn die Medizin, die den Menschen behandeln soll, in diesem – wie sich aktuell zunehmend abzeichnet – aber nur ein nach und nach zu entschlüsselndes komplexes System von Genen sieht, die fehlerhaft funktionieren können und die man therapeutisch kontrollieren kann, so ergibt sich für den Menschen ihr gegenüber eine ambivalente Situation: einerseits eine Anziehung angesichts der Faszination der Machbarkeit, die zu seinem immer längeren Leben beiträgt, andererseits ein tiefes Misstrauen gegenüber der Fremdherrschaft der Technik über sein Leben. So wird verständlich, dass die Erwartungen der Medizin gegenüber gleichzeitig potentiell grenzenlos wie abwehrend sind.

Das Ungenügen von Patienten an der Medizin findet vorzugsweise in der Alternativmedizin seinen Ausdruck. Nicht jeder, der ihre Angebote nützt, hat dafür kritische Motive der Medizin gegenüber. Nicht selten stehen auch esoterische Weltanschauungen im Hintergrund, die mit einer Sicht der Krankheit als naturwissenschaftlich beschreibbarem Prozess direkt konkurrieren bzw. nicht befriedigend in Einklang zu bringen sind. Gelegentlich kommen auch Erwartungen an Behandlungsergebnisse zum Ausdruck, die schlicht unerfüllbar sind. Der Übertritt dieser Patienten zur Alternativmedizin ist der „Schulmedizin" nicht anzulasten. Dennoch bleibt ein erhebliches Motiv für die Wahl der Alternativmedizin ihr anderer Umgang mit dem Patienten und seiner Krankheit: die Orientierung an der Individualität, nicht an Symptomen, das Verständnis von Therapie als Wiederaufrichtung des Gesunden, nicht als Zerstörung des Kranken, die Aufforderung zur therapeutischen Selbsttätigkeit usw. So sehr die Wendung dieser Motive gegen die „Schulmedizin" auch ideologischer Natur und insofern kritikwürdig ist, so sehr handelt es sich um Motive, die unverzichtbare Elemente einer gelungenen therapeutischen Beziehung enthalten, die der naturwissenschaftlich orientierten Medizin weitgehend verloren gegangen sind. Die Alternativmedizin ist daher in weitem Umfang der „Phantomschmerz" angesichts einer Medizin ohne Subjekt.

Die wiederholte ärztliche und öffentliche Beschwörung einer *ganzheitlichen* Medizin und ganzheitlichen Betrachtung des Menschen bleibt solange schlechte Rhetorik, wie die Frage der normativen Stellung der Naturwissenschaft innerhalb der praktischen Wissenschaft der Medizin nicht angegangen und neu beantwortet wird. Es ist entsprechend heute nahezu mühelos möglich, z.B. ein Krankenhaus in kirchlicher Trägerschaft nach „pro cumcert" zertifizieren und sich so bescheinigen zu lassen, dass der Zugang zur geistlichen Dimension der Krankheit in einem Krankenhaus einen hohen und strukturell gesicherten Stellenwert genießt, ohne auch nur ein Jota an der bisherigen medizinischen Praxis zu ändern.

3.3 Die Frage nach den Zielen der Medizin ist unabweisbar geworden! – Elemente einer Zielbestimmung der Medizin

Die Zielkrise der Medizin benötigt zuerst eine Antwort auf die Frage: Was ist Medizin ?

Die gesamte Medizingeschichte ist gekennzeichnet von Versuchen, eine Antwort auf die Frage nach den Zielen der Medizin zu definieren. Die Reihe der Antworten reicht von einer allgemeinen Weisheits- und Lebensführungslehre über die Wahrung eines gesunden Volkskörpers bis hin zu Entwürfen einer „sozialen Medizin". Alle Antworten stehen in engem Zusammenhang zu geistigen Hauptströmungen der jeweiligen Zeit und sind ihr spezifisch medizinischer Ausdruck. Auch die naturwissenschaftliche Medizin ist nicht ohne ihre geistesgeschichtliche Herkunft zu begreifen. Sie resultiert aus der Philosophie des Naturalismus, die in der Physiologie bzw. Zell- und Organpathologie ihre Basiswissenschaft für das Verständnis aller geistigen und materiellen Vorgänge zu finden glaubte. Sie entstand in ausdrücklicher Gegenposition zur romantischen Medizin, die Krankheit eher auf dem Hintergrund geistiger Prozesse verstehen wollte. Ihre Durchsetzung verdankte sie der Evidenz ihrer Erfolge, zunächst vorwiegend auf dem Gebiet der Infektiologie. Nach einer Unterbrechung durch die ungeheuren Energieverluste der beiden Weltkriege stellte sie mit Molekularbiologie, Medizintechnik und Biometrie eine neue Basis für ein hohes Tempo medizinischer Innovationen her. Fragen nach den Zielen der Medizin wurden gar nicht mehr gestellt, weil ihre Erfolge diese Fragen scheinbar gegenstandslos werden ließen. Verglichen mit den Erinnerungen an eine Zeit mit hoher Säuglingssterberate, vielerlei chronischer Krankheiten ohne wirksame Therapiemöglichkeit und kurzer Lebenserwartung war jede Form des medizinischen Fortschritts unangefochten „gut". Diese Konstellation ist nun nicht zuletzt aufgrund der Erfolge der Medizin unwiderruflich vorbei. Die Frage nach den Zielen der Medizin ist unabweisbar geworden.

Die Zielbestimmung ist, wie wir oben ausgeführt haben, Aufgabe der Medizin selbst, und kann nicht von anderen Disziplinen geleistet werden.

Folgerungen für die Medizin und die Medizinethik

Es bedarf einer spezifisch medizinischen Perspektive, die aus den Erfahrungen in der Begegnung mit Kranken erwächst. Diese Erfahrungen bergen stets folgende drei Grundelemente:
a) Den Schmerz der Negativität der Krankheit, daraus resultierend die Empathie mit dem Kranken.
b) Die Wahrnehmung des Kranken und seiner Krankheit, daraus resultierend die Doppelfrage: Was fehlt diesem Patienten? Was ist für diesen einen Patienten vor mir die beste Behandlung?
c) Den Anstoß zur Synthese: Wie können Krankheiten, wie sie dieser eine Patient hat, in Zukunft besser verhindert, geheilt, gemildert bzw. begleitet werden?

Alle drei Elemente, wiewohl grundverschieden in ihrer Ausrichtung, gehören zusammen. Aus der ausschließlichen Empathie, die wohl über Jahrhunderte führend war, kann kein eigentlich medizinisches Handeln erwachsen; denn Medizin tritt dann zugunsten der Seelsorge zurück. Wird nur der individuell Kranke und seine Krankheit gesehen, bleibt es bei kasuistischer Praxis, wie sie in der Alternativmedizin weithin noch gepflegt wird. Die Verabsolutierung der Synthese ist in der Gegenwart vorherrschend: die Medizin droht sich in ihre Standardisierung aufzulösen. Nur das Zusammenhalten der drei Elemente ärztlicher Grunderfahrung mit dem Kranken stellt sicher, dass die therapeutische Beziehung und eine optimale Behandlung als Mittelpunkt der Medizin bestehen bleiben.

Wenn die Medizin einen normativen Begriff von gesund und krank ausbilden will, der für ihre Praxis leitend wird, ist des Weiteren eine Auseinandersetzung mit dem Tod als Endpunkt aller Krankheit erforderlich. Eine Verhältnisbestimmung zum Tod ist unausweichlich, weil ihre Verweigerung unweigerlich dazu führt, den Tod als selbstverständlichen und absoluten Gegner der Medizin zu unterstellen. Eine solche Verhältnisbestimmung kann nun erneut nicht primär aus theologischen oder philosophischen Voraussetzungen gewonnen werden, sondern muss zunächst aus der therapeutischen Beziehung selbst erwachsen. Aus der Erfahrung, dass medizinische Therapie das Leid vergrößern kann, andererseits die Annahme einer unheilbaren Krankheit, die Beschränkung therapeutischer Interventionen und die Begleitung des Kranken heilsam, schließlich das Zulassen des Todes angemessen sein kann, gewinnt die Medizin eine Sensibilität für die Relativität therapeutischer Ziele. Sie lernt, dass diese nicht abstrakt festgelegt werden können, vielmehr eine individuelle Betrachtungsweise erfordern, die neu gelernt werden muss. Auf diesem Hintergrund sind alle medizinischen Utopien diskreditiert, die letztlich von der Idee einer Abschaffung des

Todes geleitet sind (wie sie z.B. der Philosoph E. Bloch mustergültig in seinem „Prinzip Hoffnung" formuliert hat).

Die Auseinandersetzung mit dem Tod muss jedoch noch weiter gehen. Solange die naturwissenschaftliche Medizin stets neue Therapien hervorbringt, die Anwendung finden können, bleibt der Druck bestehen, diese auch einzusetzen, wodurch die Schwelle für die Entscheidung zur Begrenzung von Therapiezielen im Individualfall tendenziell stetig erhöht wird. Daher muss auch in grundsätzlicher Weise gefragt werden, wohin therapeutische Erfolge denn führen. Diese Frage muss sowohl individuell als auch gesellschaftlich gestellt werden. Welcher Zusammenhang besteht zwischen therapeutischen Erfolgen (seien sie kurativ oder palliativ) und einer zunehmenden Zahl von Patienten, die am Ende ihres Lebens eine schwere Hinfälligkeit im Sinne einer vollständigen Pflegebedürftigkeit erleiden müssen? Ist die medizinisch angemessene Antwort auf die sicher unbeabsichtigten Nebenfolgen ihrer Anstrengungen noch mehr Therapie? Ist die Antwort auf die Zunahme der Demenzkranken wirklich die Entwicklung von Antidementiva? Wenn man diese Frage bejaht, bedeutet dies, dass analog zu den onkologischen Therapien über Jahrzehnte große Investitionen in Entwicklungen von Therapien getätigt werden müssen, die trotz ihrer wahrscheinlich auf lange Zeit unvermeidbar begrenzten Wirksamkeit bzw. nicht unerheblichen unerwünschten Wirkungen stets auf jeder Entwicklungsstufe bei der Mehrheit der Patienten Anwendung finden müssen, um überhaupt wirtschaftlich ermöglicht zu werden. Soll man diese Frage also bejahen? Oder muss man nicht gegenrechnen, welches Maß an Zuwendung und Pflege unterhalten werden könnte, wenn man andere Prioritäten setzen würde? Es wäre ethisch problematisch, die Mittel überwiegend in die Forschungen zur zukünftigen medizinischen Bekämpfung dieser Krankheiten fließen zu lassen und dabei die Betreuung und Pflege der dementen Menschen zu vernachlässigen. Diese Fragen machen deutlich, dass die Utopie einer Abschaffung der Krankheit auch nach der Aufgabe der Utopie einer Abschaffung des Todes noch virulent ist.

Erneut lassen sich diese Fragen nicht abstrakt auf dem Hintergrund nichtmedizinischer Weltanschauungen beantworten, sondern müssen einer medizinischen Antwort zugeführt werden. Die Medizin sieht sich daher vor die Frage gestellt, was medizinische Erfolge für den Einzelnen über die aktuelle Situation hinaus „wert" sind. Erst aus dieser Frage ergibt sich eine sicherlich ungewohnte Aussicht. Wenn der Tod nicht mehr der zweifelsfreie und absolute Gegner der Medizin ist, so wird zumindest die Möglichkeit eröffnet, dass der Patient ein Verhältnis zu seiner Krankheit und somit zu seinem Tode entwickeln kann. Er gewinnt die Souveränität

Folgerungen für die Medizin und die Medizinethik

zurück, dem Tod Raum in seinem Leben geben zu können und ihn somit nicht mehr an das äußerste scheußliche Ende seiner mit aller Macht aufs äußerste verlängerten Lebenszeit abzuschieben. Der „Wert" einer Therapie könnte sich somit nicht mehr nach „survival" oder „progression-free survival" richten, sondern danach, inwieweit sie dem Patienten dabei hilft, sich seine Krankheit bzw. seinen Tod anzueignen.

An diesem Punkt muss die Medizin sich als Begleiterin und Anwalt des Patienten verstehen. Sie kann viel tun, was sie aber im Einzelfall tun soll, muss sie im Einklang mit dem Patienten zu finden trachten. Sie kann demnach keine allgemeinen Antworten geben. Sie muss sich als die Instanz verstehen, die dem Patienten dazu verhelfen kann, diese Fragen zu stellen und zu beantworten. Das heißt nicht, dass sie auf normativ gehaltvolle und objektive Vorstellungen von gesund und krank verzichten muss. Sie geht vielmehr von der Voraussetzung aus, dass eine Abschaffung der Krankheit unmöglich ist bzw. diese selbst eine pathologische Vorstellung mit pathologischen Folgen ist. Allerdings muss sie offen lassen, welchen Raum ein Patient dem Tode in seinem Leben zumessen möchte.

Wie immer diese Fragen individuell beantwortet werden, muss für die Medizin gültig bleiben, dass ihre Ziele nicht von der Vorstellung einer Abschaffung von Krankheit und Tod geleitet sein können. Die Annahme dieser Realitäten als Teil des Lebens bedeutet nicht, dass die tiefe Inhumanität, die im Erleiden schwerer Krankheiten und des Todes liegt, romantisch überhöht oder gar geleugnet wird. Im Gegenteil: innerhalb der Medizin bleibt die Erfahrung der Hinfälligkeit und Fragwürdigkeit der menschlichen Existenz angesichts von Krankheit und Tod (zunehmend als einziger Ort innerhalb der Gesellschaft) unverstellt zugänglich. Die Bereitschaft zur Ergebung bringt jedoch die Erkenntnis zum Ausdruck, dass eine absolute Bekämpfung dieser Realitäten noch größere Leiden gebiert. Sie verwahrt außerdem die Erfahrung, dass inmitten dieser Negativität auch Lebenskräfte erwachsen können, die anders nie zum Ausdruck gekommen wären.

Inmitten hochmoderner Diagnostik und Therapie muss die Medizin die Souveränität der „einfachen Ziele" bewahren. Sie muss sich darauf besinnen, dass nicht Gene, Zellen, Organe oder Organsysteme behandelt werden (wiewohl eine solche Betrachtung in der Entwicklung von Behandlungsmöglichkeiten methodisch notwendig und gerechtfertigt ist), sondern Menschen mit ihren Grundbedürfnissen und besonderen Situationen.

Zu den „einfachen Zielen" gehört eine neue Balance aus Prävention, Kuration und Palliation. Die präventive Medizin ist von den anderen beiden wesentlich getrennt. Sie muss immer auch eine politische Disziplin sein. Sie muss formulieren, welche Grundvoraussetzungen politisch sichergestellt werden müssen, damit ein Krankheitsrisiko verringert werden kann. Individuelle präventive Strategien dürfen jedoch nicht die Vorstellung der Möglichkeit eines krankheitsfreien Lebens über die Hintertür der Prävention wieder einführen. Sie müssen stets maßvoll, einfach durchführbar, preiswert und Angebot bleiben. Sie müssen ein glaubwürdiges Gegengewicht gegen die Blender im hochtechnischen Gewand bleiben, die zuerst Ängste schüren, um dann durch das Angebot teurer und übermäßiger Untersuchungen die Fiktion der Unverwundbarkeit aufzubauen.

Kurative und palliative Medizin können nicht durchgängig voneinander getrennt betrachtet werden. Schon das Wort „Kuration" (= Heilung) ist mit irreführenden Konnotationen behaftet. Heilung bedeutet keineswegs immer eine Wiederherstellung des ursprünglichen Zustands („restitutio ad integrum"). Selbst wo sie diesem Anspruch am ehesten gerecht wird (z.B. in der erfolgreichen Therapie einer akuten Infektionskrankheit des ansonsten Gesunden, etwa der Malaria), ist der Genesene nie derselbe, der er vor dieser Infektion war. Die „Heilung" eines Patienten mit einem Tumor ist andererseits nicht nur ein Zustand, in der der behandelte Tumor nur noch mit einer sehr geringen Wahrscheinlichkeit wiederkehrt, also keineswegs einfach eine „Heilung", vielmehr hat ein solcher Patient einen bestimmten Leidensweg durchgemacht, trägt nicht selten durch die Behandlung ein definierbares Risiko für spätere andersgeartete Tumorerkrankungen und andere. Meist handelt es sich demnach viel mehr um Krankheitskontrolle als um „Heilung". Die Krankheitskontrolle ist sogar das überwiegende Ziel der „kurativen Medizin", sowohl in der Onkologie als auch über diese hinaus. Im allgemeinen Sprachgebrauch wird unter „Palliation" eine Therapie verstanden, die keine lebensverlängernden Ziele mehr hat, vielmehr die Sicherstellung der bestmöglichen Lebensqualität. Lebensverlängernd sind allerdings auch manche Therapien nicht, die der „kurativen" Medizin zugeschlagen werden.

Aktuell ist der Trend zu beobachten, dass sich die Palliativmedizin zu einem eigenständigen Fach entwickelt, das auch räumlich getrennt von den übrigen Fächern unheilbar Kranke palliativ versorgen soll. Ohne Zweifel ist eine solche Spezialisierung insofern sinnvoll, als es die Ausbildung interdisziplinär arbeitender Teams ermöglicht, die sich typischen seelischen und körperlichen Problemen von Patienten in ihrer letzten

Folgerungen für die Medizin und die Medizinethik

Lebensphase widmen können. Andererseits darf eine solche Spezialisierung nicht der Vorstellung Vorschub leisten, dass auf der einen Seite (der „kurativen") heilbare Erkrankungen behandelt, während auf der anderen (der „palliativen") unheilbare gelindert werden. Auch die kurative Medizin bleibt gleichzeitig immer eine palliative, weil sich diese Ziele nicht immer selbstverständlich und eindeutig trennen lassen. Die klinische Medizin muss auch deswegen immer beides bleiben, weil sie ansonsten Gefahr läuft, die Findung individuell angemessener therapeutischer Ziele systematisch zu verfehlen.

Ein gutes Beispiel ist die akute Pneumonie. Wenn ein über 80-jähriger, zudem erheblich komorbider Patient mit einer akuten Pneumonie in die Klinik kommt, wird eine gute ärztliche Behandlung zuerst darin bestehen, eine Abschätzung der Gesamtprognose des Patienten zu leisten. Abhängig vom diesem Urteil und dem ausdrücklichen bzw. mutmaßlichen Willen des Patienten wird die Behandlung dann alle Möglichkeiten der Pneumoniebehandlung einschließlich Intensivtherapie mit Beatmung und Organersatztherapie ausschöpfen oder alle Maßnahmen unterhalb dieser Schwelle einleiten bzw. bereits in der Intensität der Überwachung und Auswahl der Antibiotika zurückhaltend bleiben. Solche Situationen erfordern somit ärztliche Urteilskraft und die Fähigkeit, Unterlassungen sowohl nachvollziehbar zu begründen, zu dokumentieren als auch durchzustehen. Auf dem Boden dieser Tugenden kann gerade auch ein leidenschaftlicher Intensivmediziner eine widerspruchsfreie Identität ausbilden. Er muss sich nicht als bedingungsloser Bekämpfer des Todes verstehen.

Eine wesentliche Voraussetzung für eine gute klinische Praxis ist dabei die Kenntnis und Übung der medizinischen Prognose. Diese wird um den Begriff der „infausten Prognose" und seine inhaltliche Füllung nicht umhin können. Die „infauste Prognose" beinhaltet zwingend zumindest die Unterlassung, ggf. auch die Beendigung aller das Sterben verlängernder Maßnahmen. Hier im Sterbeprozess ist tatsächlich allein palliative Medizin gefordert.

Zu den „einfachen Zielen" gehört aber auch, die Medizin gerecht auszurichten. Gerecht ist aufgrund der prinzipiellen Begrenzung der finanziellen Ressourcen zunächst einmal immer das, was mit limitierten Mitteln möglichst vielen zugute kommt. Die Sicherung gesunder Lebensgrundlagen und einer medizinischen Grundversorgung für alle (ohne Klassendifferenzierung) ist das Basisziel der Medizin. Weiterhin muss bei allen individuell zur Anwendung kommenden medizinischen Maßnahmen die Verhältnismäßigkeit der Mittel gewährleistet sein. Der erforderliche ökonomische Aufwand muss in einem Verhältnis zum erzielbaren Effekt stehen. Viele neue therapeutische Entwicklungen erfüllen heute gerade diese Forderung eindeutig nicht. Zweifellos soll ein erheblicher Teil des Aufwandes auch Kranken zugute kommen, die seltene Krankheiten haben. Dieser Teil muss aber ebenfalls im Verhältnis zum Gesamtaufwand stehen. So gesehen birgt die stets gegebene Limitierung der Ressourcen auch Chancen. Knappheit zwingt dazu, Prioritäten zu setzen. Sie zwingt weiterhin, die Berechtigung aufwändiger Maßnahmen mit begrenzten Effekten zu hinterfragen. Freilich setzt die Identifikation dessen, was „in keinem Verhältnis" steht, politische Entscheidungen voraus, die letztlich nur in medizinischen Urteilen begründet sein sollten. Verfahrensweisen einer solchen Urteilsfindung gilt es allerdings erst zu begründen. Ein wesentliches Problem, das dabei zu beachten ist, besteht in der Tatsache, dass medizinische Fortschritte überwiegend an Investitionen bzw. Profiten der Geräte- und Pharmaindustrie hängen. Wie am Beispiel der Onkologie deutlich wird, sind es häufig nicht einzelne (teure) Medikamente, die einen Fortschritt bedeutet haben, sondern die mit der Entwicklung dieser Medikamente etablierten (und refinanzierten) Forschungszweige, die im weiteren Verlauf noch bessere Produkte erbracht haben. Dies bedeutet, dass der grundsätzliche Zusammenhang von medizinischem Fortschritt und privatwirtschaftlich gesteuerter Technikentwicklung eine Antwort finden muss.

„Einfache Ziele" beinhalten schließlich auch die Wahrung eines breiten ethischen Konsenses. Allein die Tatsache, dass kein allgemeiner Konsens über den moralischen Status des Embryos erzielt werden kann, muss dazu führen, die Stammzellforschung auf die ethisch unbedenkliche Forschung mit adulten Zellen zu begrenzen. Ethisch prekäre bis fragwürdige medizinische Maßnahmen wie „in-vitro-Fertilisation", Genkartierungen Neugeborener sowie aktive Sterbehilfe zerreißen einen Grundkonsens und zerstören damit die Akzeptanz der Medizin.

Ob es der Medizin gelungen ist, „einfache Ziele" zu definieren und diese auch zu realisieren, lässt sich zuverlässig daran ablesen, was diejenigen erhalten würden, die eine Medizin außerhalb dieses einfachen Rahmens verlangen bzw. sich kaufen. Wenn die „einfache Medizin" richtig liegt, realisierten diese dann keinen wirklichen medizinischen Mehrwert, sondern bestenfalls „lifestyle-Produkte", auf die ein vernünftiger Mensch gut auch verzichten kann. Erst wenn tatsächlich ein solcher Mehrwert erzielbar wäre, müsste von einer Zwei- oder Mehrklassen-Medizin gesprochen werden. Damit wäre ein fundamentales Ziel in der neuen Zielbestimmung der Medizin verfehlt worden.

Folgerungen für die Medizin und die Medizinethik

3.4 Welche Chancen bestehen, eine veränderte Medizin zu bekommen und wie kann das Patienten-Arzt-Verhältnis so gestaltet werden, dass der Patient als Subjekt berücksichtigt wird?

In der marktwirtschaftlich orientierten Medizin bekommt nicht nur der Patient, sondern auch der Arzt eine neue Rolle.

Ohne Zweifel erfährt die gegenwärtige Medizin eine dramatische Transformation. Der Hausarzt im traditionellen Sinne als Arzt, Freund, Seelsorger und Sozialarbeiter für den einzelnen in der Familie ist unwiederbringlich Vergangenheit. Das Krankenhaus wirft heute die noch lange getragene Larve der Herberge ab. Die letzten Reste seines Charakters als Ort der Pflege und des Asyls, den es in einer langen Entwicklung in Europa genommen hat, werden zunehmend getilgt zugunsten eines Selbstverständnisses als Unternehmen, das sich im Marktumfeld behaupten muss. Die medizinische Wissenschaft setzt nahezu ausschließlich auf die Potentiale der Biomedizin, versteht sich als angewandte Naturwissenschaft und hat ganz überwiegend ihren Anspruch als praktische Wissenschaft aufgegeben. Die vielerorts erfolgte Etablierung von Ordinariaten für „Medizinische Ethik" spiegelt eher den Verlust einer Orientierung als den Beginn einer solchen. Der Medizinmarkt wird als wesentlicher Wachstumsmarkt realisiert, dessen Potenzen es erst noch durch seine Freisetzung zu bergen gilt. Der Patient ist zum Kunden umdefiniert worden, medizinische Leistungen werden als Konsumgüter deklariert. Körperliche Krankheit und Autoschäden sind in dieser Perspektive sachlich und ökonomisch gleich zu betrachten: der Körper ist zu reparieren wie eine Maschine, die entstehenden Ansprüche und Kosten sind vom Kunden zu definieren bzw. zu begleichen.

Auf der anderen Seite entstehen durch diese Entwicklungen Leerstellen und Verletzungen. Es steht zu vermuten, dass je umfassender sich die oben beschriebene Transformation vollzieht, desto mehr alternative Angebote entstehen werden, die sich der unerfüllten Wünsche und Bedürfnisse annehmen. Die Medizinlandschaft wird unübersichtlicher werden. Es bleibt den Krankenhäusern mit kirchlichem Träger sowie mit verbleibenden karitativen Ansprüchen überlassen, inwieweit sie in diese Lücken stoßen wollen. Immerhin wären sie es ihrem Anspruch schuldig, in ihren Häusern die Gehalte einer therapeutischen Beziehung zu wahren. Ohne Zweifel ergeben sich hier auch große ökonomische Chancen: die „bessere" Medizin und Pflege könnte auch höhere Zustimmung finden. Insofern ist es gerade an Ärzten, Pflegenden und Seelsorgern, die diese Perspektive teilen, diese nicht nur weiter unter welch schwierigen Bedingungen auch immer versuchen zu leben, sondern darüber hinaus auch in der Ausbildung ihres Nachwuchses sowie in den Gesprächen mit ihren Vorgesetzten auf diese Anliegen beständig hinzuweisen und Möglichkeiten ihrer Realisierung vorzuschlagen. Allen Seelsorgern, aber auch Ärzten sollte bewusst sein, dass gerade Medizinstudenten, die in ihrem Studium nichts anderes erfahren haben als naturwissenschaftliche Krankheitslehre und die ihre ersten Erfahrung mit Patienten machen, nach einer Anleitung zum Umgang mit Patienten dringend suchen. Seelsorger und Ärzte sollten daher gemeinsam bestrebt sein, in begleitenden Kursen mit Studenten dazu beizutragen, dass diese ein entsprechendes Problembewusstsein und ein eigenständiges Interesse an der Realisierung dieser Ziele in ihrer praktischen Tätigkeit ausbilden. Sie sollten auch nicht die Möglichkeiten einer gemeinsamen Zielsetzung mit den Betriebsleitungen der Krankenhäuser verkennen, die besonders darin bestehen kann, die – ökonomisch kostbare – Patientenzufriedenheit durch kommunikative Leistungen herbeizuführen.

Im Horizont solcher Vorstellungen steht die Aufhebung der Isolation und Sprachlosigkeit zwischen Ärzten, Pflegenden und Seelsorgern, die ja auch Ergebnis der Verdrängung der therapeutischen Beziehung aus dem Mittelpunkt ärztlicher Praxis sowie der karitativen Ansprüche darstellt. Indem diese drei Berufsgruppen wieder mehr in dem zusammenfinden, was sie zu ihrer Tätigkeit bewegt, wird die Isolation durchbrochen, die jeden Ansatz einer anderen Praxis von vorneherein zu entmutigen droht. Wenn es aber zutrifft, dass die aktuell vorherrschende medizinische Praxis ihren Gegenstand verfehlt, und wenn es weiter zutrifft, dass dieser angemessener behandelt wird in einer Medizin, die sich als praktische Wissenschaft versteht und in der therapeutischen Beziehung ihren Mittelpunkt sieht, dann können alle, die diese Meinung teilen, sicher sein, dass ihre Bemühungen von der großen Mehrheit der Patienten verstanden und angenommen werden.

Wichtig erscheint schließlich zumindest an Universitäten der Anschluss an die „Medizinische Ethik". Soll Ethik nicht Symptom einer Krise und nicht fachfremde Überwölbung medizinischer Probleme unter Verlust der Tuchfühlung mit ihren Objekten, soll Ethik somit nicht letztlich belanglose Begleiterin medizinischer Fehlentwicklungen bleiben, so müssen ihr die Fragestellungen aus der sich anders verstehenden Medizin selbst vorgetragen werden. Es sind letztlich die Fragen und Klagen der Patienten, die ihr zuzutragen sind. Andererseits könnten die Gespräche der medizinischen Ethik mit Ärzten, Pflegenden, Seelsorgern und letztlich Patienten zu einem Ausgangspunkt ihrer Umwandlung in das werden, was sie eigentlich sein sollte: die Theorie der Medizin als praktischer Wissenschaft.

Kapitel 4

Folgerungen für Kirchen, kirchliche Krankenhäuser und Krankenhausseelsorge

4.1 Gesundheit als höchstes Gut? – Fortschritt zur heilen Welt ohne Krankheiten?

Die Krise der Ziele der Medizin ist eng mit dem Fortschritt der Medizin und zugleich der Säkularisierung der Gesellschaft verbunden.

Dies wird insbesondere deutlich am Verhältnis des modernen Menschen zum Tod und seinen Vorboten, den Krankheiten, und der Bedeutung, die die Gesundheit für die Menschen der Gegenwart hat. Die industriellen Gesellschaften haben die Erhaltung von Gesundheit zum herausragenden Ziel ihres Handelns erklärt. Entsprechend haben sie in das Gesundheitswesen riesige Mittel investiert. *Gesundheit* ist die Voraussetzung zur Verwirklichung und zum Genuss der meisten anderen Güter. Ausdruck eines ständig höher geschraubten Anspruchs auf Lebensqualität ist die Definition von Gesundheit in der Präambel der Weltgesundheitsorganisation (WHO, 1946) mit dem Satz: *Gesundheit* „ist der Zustand vollständigen körperlichen, geistigen und sozialen Wohlbefindens und nicht nur das Freisein von Krankheit und Gebrechen." Dieses Verständnis von Gesundheit fördert die utopische Vorstellung, dass ein Leben ohne Krankheiten und Leiden durch die Fortschritte der Medizin herstellbar sei. Diese passt zu einer dem ökonomischen Markt angepassten „Gesundheitsindustrie", die ihre Leistungen anpreist und mit ihnen zugleich auch immer neue Bedürfnisse bei den Menschen erzeugt. In den Dienst einer so verstandenen Gesundheit stellen sich vielleicht noch mehr als die sogenannte „Schulmedizin" bestimmte Formen der „Alternativmedizin" und der „Wellness- und Anti-Aging-Kult", die ein ganzheitlich umfassendes Wohlbefinden, eine stetige Steigerung der Lebenskräfte und auch ein Altern ohne Hilfsbedürftigkeit und Gebrechen versprechen.

Es ist unberechtigt, das ungeklärte Verhältnis der Medizin zum Tode und zu Krankheiten als Vorboten des Todes nur der Medizin anzulasten, vielmehr ist die Medizin hierin ein Spiegelbild der Gesellschaft und ihrer Einstellungen zu Krankheit und zum Tod. Damit soll nicht geleugnet werden, dass die Zielsetzung der Medizin, die Krankheiten und sogar den Tod zu besiegen, und die dahingehenden Erfolge der Medizin seit der zweiten Hälfte des 19. Jahrhunderts die gesellschaftlichen Einstellungen zu Krankheiten und zum Tod maßgeblich beeinflusst haben. *Ph. Ariès* hat in seiner „Geschichte des Todes im Abendland" beschrieben, wie sich in der Neuzeit ein Bewusstsein vom Tod herausgebildet hat, in dem die radikale Diesseitigkeit des Lebens und damit die „verzweifelte Liebe" zu diesem einzigen Leben beherrschend wird. Krankheiten sind nicht mehr „Schicksale", die zu ertragen man herausgefordert ist, und der Tod ist nicht mehr Übergang ins „ewige Leben", sondern Ende des Lebens eines Individuums, das kein „Danach" kennt und das deshalb an diesem seinem einzigen Leben „verzweifelt" hängt. Damit wird der Tod zum absoluten Feind des Lebens, den man mit allen Mitteln bekämpfen muss. Deshalb gewann in dem Maße, in dem der christliche Erlösungsgedanke und der Glaube an ein „ewiges Leben" an Einfluss verlor, die Tendenz zur „Welterlösung" durch den wissenschaftlich-technischen Fortschritt, nicht zuletzt die Medizin, an Kraft. Der *eine* Fortschritt zur heilen Welt ohne Krankheiten, Leiden und Tod soll durch die *vielen* technischen Fortschritte in dieser Weltzeit herstellbar sein. Was der Mensch ehedem von Gott und dem „ewigen Leben" erhoffte, erwartet der moderne Mensch nunmehr von diesen Fortschritten und dem durch sie aufzurichtenden irdischen „Reich Gottes". Der Mensch selbst rückt in die Rolle des Erlösers vom Bösen und Vollenders der Schöpfung ein. Auf seine dementsprechenden Fähigkeiten richten sich alle Hoffnungen, wenigstens aber handelt Gott nur durch den Menschen, erlöst die Welt nur durch das Handeln der Menschen vom Bösen. Damit wird die die zukünftige, nur Gott mögliche Erlösung und Vollendung der Welt zum „Reich Gottes" ohne das „Böse", ohne Sünde, Krankheit, Leiden und Tod zu einem innerweltlichem Geschehen, das „Reich Gottes" zu einer vom Menschen herstellbaren Größe. Der Mensch soll Gott spielen und das Böse und den Tod aus eigener Kraft besiegen können.

F. Bacons Utopie von der Wiederherstellung des verlorenen Paradieses durch die naturwissenschaftliche Weltbemächtigung und der Besiegung des Todes durch die Medizin ist Ausdruck eines solchen Glaubens an einen innerweltlichen Fortschritt zur heilen Welt ohne Krankheiten, Leiden und Tod. Der Mensch soll und wird danach in der Lage sein, die „Schicksalsmacht" des Todes durch die Fortschritte der naturwissenschaftlich-technischen Medizin zu besiegen, so dass er nicht mehr herausgefordert sein wird, den Tod einfach hin- und anzunehmen. *Ivan Illich* kennzeichnete diese Haltung zu Krankheit und Tod treffend mit den Worten: „Die moderne kosmopolitische Zivilisation ist auf das Ziel hin geplant und organisiert, den Schmerz zu beseitigen, die Krankheit auszutilgen und den Tod zu bekämpfen", ja möglichst zu beseitigen. Diese neuen Ziele der modernen Medizin seien nur zu verstehen auf dem

Folgerungen für Kirchen, kirchliche Krankenhäuser und Krankenhausseelsorge

Hintergrund der radikalen Verdiesseitigung des Lebens und entsprechender Lebenseinstellungen, in denen die Erwartungen, die Menschen früherer Zeiten ans „ewige Leben" richteten, nicht aufgegeben, sondern auf dieses irdische Leben projiziert werden. *Max Horkheimer* sprach daher davon, dass für den Menschen der Gegenwart „Seelenheil" und Heilung der irdischen leib-seelischen Existenz identisch seien und infolgedessen die Gesundheit – verstanden als umfassendes Wohlergehen im Sinne der WHO Definition – zum höchsten Gut, zum Heil werde. Dabei ist nicht berücksichtigt, dass neuere Studien den direkten Zusammenhang zwischen Wohlstand und medizinischem Standard einer Gesellschaft einerseits und Lebenszufriedenheit bzw. Glücklichsein der Menschen andererseits widerlegen. Es scheint sich hier um ein theoretisches Konstrukt zu handeln, dass sich gewinnträchtig ausbeuten lässt.

Es hat den Anschein, dass dieser Fortschrittsoptimismus gegenwärtig durch die neuen medizinischen Möglichkeiten einen besonderen Aufschwung erlebt, die Unausweichlichkeit des Todes – wenigstens in Folge von Krankheiten – und die Aporien eines solchen Fortschrittsglaubens aber geleugnet werden. Daher wird die medizintechnische Bekämpfung von Krankheiten und Tod zunehmend zur bestimmenden, wenn nicht gar einzigen Haltung, mit der die Medizin den Krankheiten und dem Tod begegnet. Der Tod wird als Feind des Menschen und der Medizin verstanden, der mit allen Mitteln zu bekämpfen ist. Diese Einstellung ist Ausdruck und Folge der gesellschaftlichen Verdrängung des Todes, einer Verdiesseitigung des „ewigen" Lebens und eines Gesundheits- und Jugendlichkeitskultes. Sie bestimmt auch immer mehr gesunde wie kranke Menschen, selbst Patienten mit schweren oder gar tödlichen Erkrankungen. Kranke wollen „allmächtige" Ärzte, die Herren über den Tod sind. Sie phantasieren den Ärzten nicht selten Macht über den Tod zu, die von diesen oft nicht zurückgewiesen wird. Wenn der Tod dann trotzdem unabwendbar wird, dann stürzt das nicht nur Patienten und Angehörige, sondern auch die Ärzte und Pflegekräfte in eine tiefe Verunsicherung, die sehr oft mit einem zweifelhaften und ethisch „blinden Machen" überspielt wird. Selbst todkranke und sterbende Menschen werden dann oft mit dem ganzen technischen Instrumentarium so behandelt, als ob ihre Krankheit nicht zum Tode führe. Damit wird nur die Tatsache verdrängt, dass letztlich nicht die Macht der Medizin, sondern immer die Macht des Todes siegt, und zugleich geleugnet, dass es auch andere Lebenseinstellungen und Möglichkeiten geben muss, um Krankheiten und Tod in menschlicher Weise tragen zu können. Es besteht also die Frage, ob es ethisch berechtigt und menschlich vertretbar ist,

Folgerungen für Kirchen, kirchliche Krankenhäuser und Krankenhausseelsorge

wenn die Medizin bei Menschen die Erwartung erzeugt, dass Krankheiten und Tod medizintechnisch besiegt werden können, wenigstens in der Zukunft, und dass man die Lösung der menschlichen Probleme mit Krankheit und Tod in einseitiger Weise von technischen Fortschritten erwartet und andere Formen des Umgangs mit Krankheit und Tod und der Hilfe für kranke Menschen damit zugleich vernachlässigt. Eine Änderung der Einstellung zum Tod wird sich in der Medizin wahrscheinlich nur in dem Maße vollziehen können, in dem auch in der Gesellschaft andere Einstellungen zu Krankheit und Tod wachsen. Daher stellt sich die Frage, welchen Beitrag die Kirchen aus der ihnen aufgetragenen Botschaft zu veränderten Einstellungen zu Krankheiten und Tod in die Gesellschaft und die Medizin einbringen können.

4.2 Der Beitrag von Theologie, Kirchen und Seelsorge zum Umgang mit Sterben und Tod in der Gesellschaft und der Medizin

Der Mensch ist sterblich! Aber wie gehen wir mit Sterben und Tod um?

Dem Menschen ist – wie allem irdischen Leben – von Gott eine befristete Lebenszeit zugemessen. Innerhalb dieser Frist soll er sein Leben in Verantwortung vor Gott und Menschen führen, sein Leben in Glaube und Nächstenliebe bewähren.

Das von Gott dem Menschen zugesagte „ewige Leben" ist nicht die Verlängerung dieses Lebens ins Unendliche auf der irdischen Zeitachse, sondern die Teilhabe dieses irdisch begrenzten Lebens an dem nicht den Bedingungen von Raum und Zeit unterworfenen Leben Gottes, also vom Bösen, von Sünde und Tod befreite vollendete Gemeinschaft mit Gott. Die Erfüllung seines Lebens findet der Mensch nur bedingt in der Verlängerung seiner Lebenstage, sondern vielmehr in den Lebensbeziehungen zu Gott und den Mitmenschen, die dem Leben Sinn und Tiefe geben und über denen die göttliche Verheißung steht, dass sie durch den Tod letztlich nicht zerstört, sondern zur wahren Gottebenbildlichkeit im „Reich Gottes" vollendet werden.

Der Tod ist also zunächst einmal unter dem Gesichtspunkt der *Endlichkeit* (Sterblichkeit) allen geschöpflichen Lebens zu betrachten. Aus dieser notwendigen Endlichkeit des Lebens ergibt sich, dass jeder Mensch sterben *muss,* mithin auch sterben *darf.* Das ist ein mit dem Leben ebenso gegebenes Recht wie das Recht auf Leben. Daraus folgt: *Die Bekämpfung des Todes an sich ist keine Aufgabe der Medizin,* sie ist vielmehr eine fehlgeleitete Zielsetzung, in der die geschöpfliche Endlichkeit des Lebens als ein nicht sein sollendes Übel bekämpft oder gar geleugnet wird. Es müsste also nicht notwendig so sein, dass der Mensch seine „notwendige Endlichkeit" als ein existentielles Übel ansieht, dass er sich verzweifelt ans Leben klammert und die Befristung der Lebenszeit nicht annehmen kann. Die christliche Lehre hat diese Unfähigkeit des Menschen immer auch in Zusammenhang gebracht mit dem Unglauben und der Sünde des

Menschen, nicht zuletzt mit der Angst vor dem Tod und dem Hochmut des Menschen, der sich eher an sich selbst und seine Möglichkeiten hält als auf Gott zu vertrauen, der in Tod und Auferweckung Jesu Christi „dem Tode die Macht genommen und das Leben und ein unvergängliches Wesen ans Licht gebracht hat" (2. Timotheus 1, 10). Es ist nicht nur die verzweifelte Liebe zu diesem irdischen Leben, sondern auch die *Angst*, aufgrund derer der Mensch den Tod als Endlichkeit des Lebens nicht annehmen kann. Angst ist hier mit *Sören Kierkegaard* nicht moralisch, sondern als Ausdruck von Unglaube, der Sünde, des Getrenntseins von Gott zu verstehen, so dass der Mensch in der Todesangst vor die Bedrohung durch den „Abgrund", das „Nichts" gestellt ist, das mehr und anderes als ein bloßes „Nicht-Mehr-Sein" ist.

Es wird heute oft behauptet, der Mensch habe keine Angst mehr vor dem Tod an sich und dem, was nach dem Tod kommt, sondern nur vor dem Sterben und seinen Belastungen, doch erklärt diese Verdiesseitigung des Todes keinesfalls, weshalb viele, nicht nur krebskranke Menschen sich verzweifelt ans Leben klammern und alle noch so belastenden und meist wenig erfolgreichen Behandlungen über sich ergehen lassen und sich damit das Leben und Sterben oft selbst schwer machen. Dies sollte man nicht moralisch, z.B. als Form der Unreife, bewerten und abwerten, denn das Ende des irdischen Lebens, der Tod stellt den Menschen vor das „Nichts", das nicht nur ein „Nicht-Mehr-Sein" ist, sondern Drohung der „Vernichtung", die abgründige Vernichtungsängste und auch tiefe Anfechtungen des Glaubens an Gott und das „ewige Leben" bei Gott auslösen können. Ihnen ist letztlich mit medizinischen und psychologischen Mitteln – wie z.B. Psychopharmaka – nicht beizukommen. Die Antwort der christlichen Botschaft auf diese Ängste besteht darin, dass der Mensch auch in ihnen und im Tod noch von der Liebe und Treue Gottes umfasst ist (Römer 8,38 ff.).

In der christlichen Tradition hat man immer gewusst, dass schon die Annahme des Todes als Endlichkeit eine Herausforderung und auch Anfechtung des Glaubens darstellt, auf die man sich vorbereiten muss. Die bis in die Zeit der Aufklärung weit verbreitete Literatur zur „Kunst des Sterbens" ist ein eindrückliches Zeugnis dafür, wie man sich vorstellte, dass der Mensch die Endlichkeit seines Lebens, das „Denke daran, dass du sterben musst!" und die Gewissheit, dass der Tod nicht die Vernichtung des Menschen ist, in der Kraft des Glaubens in seinem Leben verinnerlichen kann und so im Sterben vor abgründigen Ängsten vielleicht bewahrt wird. Dabei wusste man aber immer, dass man diese Gewissheit des Glaubens letztlich nicht machen kann, dass sie ein unverfügbares Geschenk ist und bleibt und dass es daher auch nicht auszuschließen ist,

Folgerungen für Kirchen, kirchliche Krankenhäuser und Krankenhausseelsorge

dass selbst im Glauben lebende Christen im Sterben in den Strudel der Todesängste hineingerissen werden.

Die Ausführungen zu der einseitigen Konzentration auf das „Wegmachen" von Krankheiten, die Bekämpfung des Todes und die aufkommenden Utopien von einer von Krankheiten und Altersgebrechen freien Welt stellen für die Kirchen eine Herausforderung dar, Krankheiten und Tod auch anders zu begegnen, die Möglichkeit und Notwendigkeit des Annehmens und Ertragens von Krankheit und Tod wieder in den Blick der Öffentlichkeit zu rücken und den Menschen dazu Hilfen zu eröffnen. Nicht nur kranke Menschen sind herausgefordert, ihre Krankheit und den Tod anzunehmen, sondern auch die Ärzte und Pflegekräfte. Ärzten werden von Patienten, nicht zuletzt todkranken Menschen, oft Erwartungen entgegengebracht, in denen ihnen Macht über den Tod zuphantasiert wird. Dem Sog dieser Verleugnung des Todes können Ärzte und auch die Pflegekräfte erliegen, indem sie sich als Kämpfer gegen den Tod verstehen und die ihnen zuphantasierte Macht über den Tod nicht bewusst zurückweisen, sie dem Menschen also nicht behutsam die Wahrheit zumuten, dass die Medizin letztlich keine Macht über den Tod hat. Damit wird zugleich die Tatsache der Begrenztheit des eigenen ärztlichen Wissens und Könnens verschwiegen oder auch verleugnet. Der christliche Glaube eines Arztes hätte sich zunächst darin ethisch zu bewähren, dass er seine eigene Endlichkeit und seine bleibende Hilflosigkeit gegenüber dem Tod so realisiert, dass er allen ihm von außen zugetragenen oder aus ihm selbst aufsteigenden Allmachtsphantasien zum Trotz demütig Gott als den alleinigen Herrn über Leben und Tod bekennt und so nicht dazu beiträgt, dass die Menschen unserer Zeit der verführerischen Täuschung einer Leugnung des Todes und der Fiktion der „Machbarkeit" von Gesundheit und einer von Krankheiten freien Welt verfallen.

Es ist freilich nach christlicher Sicht einseitig, den Tod nur unter dem Aspekt der Endlichkeit zu betrachten. Der Tod, wie er uns faktisch begegnet, ist selten der natürliche physiologische Alterstod und ein einfaches Erlöschen des Lebens, sondern meist ein Tod infolge von mehr oder weniger schweren und langanhaltenden Krankheiten. Er ist dann nicht nur die seinsnotwendige Grenze hinter dem Leben, sondern sehr oft der gewaltsame und nach wie vor oft zu frühe Abbruch des Lebens, oft verbunden mit schweren physischen und seelischen Schmerzen, Vereinsamung und Verzweiflung. Dieser oft zu frühe und gewaltsame Abbruch des Lebens wie auch das langsame „Abgeschnittenwerden" vom Leben durch schwere chronische Krankheiten erscheint uns zu Recht als Verhängnis, als *Fluch,* der auf dem Leben lastet. Diese Gestalt des Todes wird in der Bibel – ebenso wie die Sünde – zu den absolut zerstörerischen

Mächten in dieser Welt gezählt, denen der Mensch durchaus den Kampf ansagen soll, nicht nur mit medizinischen Mitteln. Bekämpft werden soll dieser „Fluchcharakter" des Todes, nicht der Tod an sich. Und dieser zeigt sich nicht erst, wenn der Mensch tot ist, sondern im Prozess des Sterbens. Das Gegenteil von Leben ist weniger der physische Tod als vielmehr der Abbruch derjenigen Beziehungen, die dem Leben Sinn und Tiefe geben, also der Beziehung zu Gott und den Mitmenschen, so dass das Leben zerrüttende Schmerzen, Verzweiflung, Vereinsamung, totale Resignation und tiefe Depression die eigentlichen Gegenteile von Leben sind. Es gibt theologisch gesehen keinen Grund, dieses Gesicht des Todes auf Gottes Willen und Schöpferwalten unmittelbar zurückzuführen. Es ist Ausdruck und Folge der die gute Schöpfung Gottes bedrohenden bösen und zerstörerischen „Chaosmächte", die Gott nicht gewollt und geschaffen hat und die der Mensch daher nicht als von Gott gesandtes und gewolltes Schicksal annehmen muss, denen er keinen positiven Sinn gegeben sollte und kein *Recht* in der Schöpfung einräumen darf, denen er vielmehr auch im Namen Gottes Widerstand leisten soll.

Es ist menschliche Aufgabe, dieses lebenszerstörende Böse einzudämmen, zu heilen und die Leiden an ihm zu lindern, soweit es in menschlichen Kräften steht. Dazu gehört sicher auch, dass die Ärzte aufgerufen sind, die Lebenszeit zu verlängern, so lange dadurch dem Wohlergehen des Menschen wirklich gedient wird, die Endlichkeit der Lebenszeit nicht geleugnet und nicht mehr Leiden hervorgerufen als gelindert werden. Dies kann aber nur in dem Wissen geschehen, dass der Mensch, wenn er sich selbst das Ziel setzt, das Böse in dieser Welt und damit den Tod als Folge des Bösen aus eigener Kraft endgültig zu besiegen, meist mehr Unheil als Heil schafft, mehr schadet als dem Wohlergehen des Menschen hilft. Die Erkenntnis, dass der Tod uns meist in der Gestalt des „Fluches" begegnet, rechtfertigt noch nicht, dass wir ihn mit allen technischen Mitteln bis zum bitteren Ende als Feind des Lebens bekämpfen. Die Auffassung, der Tod sei immer das größte Übel, also immer ein Fluch und an sich zu bekämpfen, ist eine oft unnötige Leiden erzeugende und die Realität des Todes negierende falsche Sicht des Sinns und Ziels des Lebens, denn gerade dann, wenn der Tod eindeutig den Charakter des Fluches hat, kann er auch eine *Erlösung* vom Fluch des Todes und eine *Erlösung zur Vollendung* des Lebens in der Gemeinschaft mit Gott sein (Römer 8, 18 ff.; Offenbarung 21,1 ff.). Aufgabe der Kirchen ist es gerade angesichts der Verdiesseitigung des Lebens und der auf das irdische Leben projizierten Erwartungen eines leidfreien Lebens und vollkommenen Glücks, diese Dimension der Erlösung zum „Ewigen Lebens" in der vollendeten Gemeinschaft mit Gott zur Sprache zu bringen, und in der

Folgerungen für Kirchen, kirchliche Krankenhäuser und Krankenhausseelsorge

Seelsorge an kranken Menschen nicht nur Hoffnung auf die Möglichkeiten der Medizin, den Tod zu bekämpfen, die Krankheit zum Tode zu besiegen, zu wecken, sondern auch die Hoffnung auf ein Leben, in dem das Böse und mit ihm Sünde und Tod nicht mehr sein werden, die Vollendung des Lebens bei Gott.

Die Kirchen sollten der Tendenz wehren, dass der Tod als Endlichkeit mit dem Tod als Fluch gleichgesetzt wird. Dabei sollten sie aber bedenken, dass auch die Sterblichkeit meist mit schweren Einschränkungen der Lebenskräfte und Leiden verbunden ist. Allenfalls bei den Formen plötzlichen Todes ist dies nicht der Fall. Der Mensch wird also schon durch die Sterblichkeit vor die Herausforderung einer Annahme von Entsagungen und körperlichen und seelischen Leiden gestellt (vgl. Kap 4.3). Der wenig hilfreichen und heilsamen Fiktion eines leidfreien Alterns und Sterbens sollte daher entschieden entgegengetreten werden. Sie führt dazu, dass man die Sterblichkeit selbst mit dem Tod als Fluch identifiziert, schon die Endlichkeit und mit ihr das Altern als nicht sein sollendes Übel an sich bekämpft. Dies ist letztlich eine Folge der Verdiesseitigung des ganzen Lebens, des Verlusts des Glaubens an die Vollendung des Lebens im „Ewigen Leben" durch Gott und in der vollkommenen Gemeinschaft mit Gott. Dieser Glaube will in heilsamer Weise zur Annahme des Alterns, der Sterblichkeit und Endlichkeit des irdischen Daseins und der mit ihnen verbundenen Leiden befreien. Auch die Annahme der Sterblichkeit ist, ja kann – wie dargestellt – sehr schwer sein, aber sie kann im Glauben auch angenommen und darf oder muss dem Menschen auch zugemutet werden, auch wenn viele Patienten (und Angehörige) diese „Wahrheit zum Tode" nicht hören wollen, denn eine Leugnung der Endlichkeit führt nicht selten zum verzweifelten Kampf gegen den Tod, zur Rechtfertigung des „Machens alles Machbaren" durch die Medizin, durch die dem todkranken Menschen oft unnötige Leiden zugefügt werden, oder zur Resignation, Depression und Verzweiflung und damit zum „bösen Tod".

Werden tödliche Krankheiten, wenn sie unwiderruflich das Leben bestimmen, weiterhin mit einem therapeutischen „Aktivismus" bekämpft, dann wird damit nur die Erfahrung der *Ohnmacht* gegenüber der Übermacht des Todes geleugnet. Die Wahrnehmung dieser Ohnmacht ist die wesentlichste Voraussetzung für eine Grundhaltung, mit der alles gelebte Ethos beginnt, das leidenden Menschen wirkliche Hilfe bringt, das *Mit-Leiden*. Ohnmacht ist ein Gefühlszustand, der daraus erwächst, dass ich den schwer leidenden Mitmenschen als *Subjekt* wahrnehme und ihm helfen möchte, ihm aber mit den mir zur Verfügung stehenden Mitteln nicht helfen kann. Dieses Gefühl der Ohnmacht erwächst aus der Erkenntnis, dass ein Leidenszustand ein unerträgliches Übel ist, gegen das

Menschen keine wirklichen Hilfen anzubieten haben. Das Standhalten gegenüber dieser Ohnmacht führt zur heilsamen Unterbrechung des menschlichen Aktivismus, fordert zur Rechenschaft über das eigene Handeln heraus. Es führt zur Wahrnehmung des Menschen als leidendes Subjekt, zum Mit-Leiden, das nach den bestmöglichen und angemessenen Hilfen gegen das Übel der Krankheit sucht. Es bewahrt vor vorschnellem Entscheiden und „blindem" Handeln und damit auf jeden Fall davor, dass man dem leidenden Menschen von Menschenhand zu seinem als Geschick über ihn gekommenen Leiden noch zusätzliche Leiden zufügt, und damit vor der Rücksichtslosigkeit, deren Menschen – auch in guter Absicht – fähig sind, wenn sie sich nicht selbst der Erfahrung des Leidens stellen und fragen, was denn eine wirkliche Hilfe für den leidenden Menschen bringt. Erfahrung der Ohnmacht wird zunächst sprachlos und hilflos machen, sie wird aber, wenn man ihr standhält, auch meist wieder aus der Sprach- und Hilflosigkeit herausführen und eine Beziehung zum leidenden Menschen ermöglichen, die seinem Geschick angemessen ist und die nur zu den Hilfen greifen lässt, durch die die Leiden wirklich gelindert werden können. Damit ist zugleich deutlich, dass eine solche Wahrnehmung des Todes nicht zur Resignation gegenüber dem Übel der Krankheit und des Todes führt, sondern dass sie zur Haltung des tätigen Mit-Leidens und zur ethischen Reflexion führen kann, die den Menschen nicht in erster Linie als Objekt, sondern als leidendes Subjekt wahrnimmt und behandelt.

Mit-Leiden ist also diejenige ethische Grundhaltung, mit der alles gelebte Ethos beginnt, das Menschen wirkliche Hilfe bringt. *Mit-Leiden* schafft eine Beziehung, die auf der Achtung des Lebens des anderen gründet. Nun sind Pflegekräfte, Ärzte und andere Berufe, die professionell mit schwer kranken und pflegebedürftigen Menschen umgehen, darauf angewiesen, dass sie von deren Leid nicht überwältigt und dadurch handlungsunfähig werden. Das kann schnell zu fatalen Folgen, zu Zuständen von „burn-out" und anderen führen. Damit ist auch dem kranken Menschen nicht gedient. Die „Helfer" müssen also auch eine hinreichende Distanz zum Leiden der Menschen wahren, um ihnen helfen zu können und handlungsfähig zu bleiben. Sie dürfen durch das Mitleiden nicht gelähmt werden. Dennoch bleibt die Anteilnahme am und die Einfühlung ins Geschick des leidenden Menschen immer wieder notwendig, um im eigenen Handeln nicht in die Routine des Machbaren zu verfallen und sich nicht mehr Rechenschaft darüber zu geben, was dem Wohlergehen der anvertrauten kranken und pflegebedürftigen Menschen wirklich dient. Dazu gehört auch immer wieder die Wahrnehmung der eigenen Ohnmacht gegenüber der Übermacht der Krankheit und des Todes, ohne dass man dadurch in seinem Handeln gelähmt wird. Wer das Gefühl der eigenen Ohnmacht

Folgerungen für Kirchen, kirchliche Krankenhäuser und Krankenhausseelsorge

durchstehen und seelisch bearbeiten kann, wird fähig, beim leidenden Mitmenschen auszuharren und im Gespräch mit ihm unerfüllbare Erwartungshaltungen abzubauen, ihn behutsam in die „Wahrheit des Seins zum Tode" einzuführen. Zugleich wird er ihm das Gefühl vermitteln, dass er nichts unterlässt, um sein Leiden zu lindern, aber alles vermeidet, was es verschlimmert. Wer aus solchem Mit-Leiden heraus Entscheidungen für den anderen fällt, ihm z.B. nicht alle belastenden Behandlungen darlegt, die noch eine minimale Chancen zur Lebensverlängerung eröffnen, ihn vor solchen Entscheidungen bewahrt, der handelt nicht „paternalistisch", sondern aus echter *Fürsorge* für den Menschen. Er wird sich auch nicht zurückziehen, wenn die Mittel der Medizin zur Lebenserhaltung an ihr Ende kommen. Er wird fähig sein, den Menschen in eine existenzerschütternde Wahrheit des Seins zum Tode oder des Lebens mit einer unheilbaren Krankheit einzuführen. Die Kirchen haben die Gesellschaft und die Medizin daran zu erinnern, dass dies ein mit dem Kampf der Medizin gegen die Krankheiten gleichrangiger Auftrag der Medizin bleiben muss, wenn sie auch unter den Bedingungen ökonomisch notwendiger Rationalisierungen wirklich dem Menschen dienen und die Medizin nicht zu einer reinen „Reparaturmedizin" werden lassen will.

Die Wahrnehmung der Ohnmacht gegenüber der Übermacht des Todes könnte zu einer heilsamen Unterbrechung des Machens von technisch Machbarem und zu einer Einfühlung ins Geschick des Patienten führen, die vor bedenklichem oder gar unheilvollem Handeln bewahren. Wenn aufgrund dessen die Erkenntnis zugelassen wird, dass es auch Formen medizinischer Behandlung gibt, die letztendlich nur ein aussichtsloses schweres Leidensgeschick verlängern oder es gar vergrößern, und wenn aus dieser Einsicht heraus dann auf lebensverlängernde Maßnahmen verzichtet wird, so kann das nicht bedeuten, dass man, weil „nichts mehr zu machen" ist, den Patienten „aufgibt". Ganz im Gegenteil muss das dazu herausfordern, die palliative Versorgung, die Pflege und den mitmenschlichen Beistand zu intensivieren, alles zu tun, was dem Kranken das schwere Geschick erleichtert; und das kann freilich auch die Form einer aufwändigen medizinischen Behandlung zur Schmerzlinderung annehmen.

Nach unseren Ausführungen soll der Arzt einerseits Kämpfer gegen die Krankheit sein, andererseits aber auch fähig sein, den Tod anzunehmen, sich nicht als Herrn über Leben und Tod zu betrachten. Er soll den Patienten Hoffnung vermitteln, ihnen aber auch die Enttäuschung ihrer Hoffnung in menschlicher Weise mitteilen können. Beides in einer Person zu vereinen, erfordert menschliche Größe und viel seelische Kraft zur Verarbeitung der Niederlagen im Kampf gegen Krankheiten. Die daraus resultierenden Erkenntnisse nun aber auch noch in der auf die Bekämpfung von Krankheit und Tod ausgerichteten komplexen Organisationsstruktur eines Krankenhauses umzusetzen, ist selbst denjenigen oft nicht möglich, die in der Krankenhaushierarchie eine herausgehobene Position einnehmen (Chef- und Oberärzte). Es bedürfte schon einer grundlegenden Wandlung der Einstellung zu Krankheit und Tod bei sehr vielen Ärzten und Pflegekräften, um diese Organisationsstruktur entsprechend zu verändern. Das wird auch nur dann möglich werden, wenn sich die Erwartungshaltungen der Menschen überhaupt gegenüber der Medizin und ihre Einstellungen zum Tod ändern, wenn Menschen wieder bereit und fähig werden, unheilbare Krankheit und Tod auch als unabänderliches Geschick anzunehmen. In dieser Hinsicht könnten gerade Hausärzte für Patienten eine Schutz- und Anwaltschaftsfunktion übernehmen, indem sie ihre Patienten auf der Basis eines Vertrauensverhältnisses behutsam in die Wahrheit zum Tode einführen und sie so vor wenig aussichtsreichen und belastenden Behandlungen schützen.

Für die Umsetzung ethischer Einsichten in der alltäglichen Praxis eines Krankenhauses ist es wesentlich, dass in der Aus-, Weiter- und Fortbildung für Ärzte und Pflegekräfte nicht nur dargestellt wird, was Macht über Krankheit und Tod verleiht, sondern auch der Umgang mit Ohnmacht gegenüber der Übermacht des Todes eingeübt wird, denn sonst werden nur wenige den Mut und die Kraft finden, ethische Entscheidungen aus einer Haltung des Mit-Leidens heraus zu fällen und in die Tat umzusetzen, oder es werden – wenn der Erfahrung der Ohnmacht nicht standgehalten werden kann – aufgrund der hierarchischen Struktur im Krankenhaus autoritative, wenn nicht gar autoritäre Entscheidungen über die Empfindungen und die Gewissen derer hinweg gefällt, die hauptsächlich mit der Behandlung und Pflege von Menschen befasst sind, die also solche Anordnungen ausführen müssen und die – wie auch die Hausärzte – hauptsächlich den besorgten Anfragen der Patienten ausgesetzt sind.

4.3 Zum Umgang mit Krankheit: Widerstand, Ergebung, Annahme

Zum Willen zur Gesundheit gehört als Gegenpol die Leidensfähigkeit!

Die dargestellte Doppelgesichtigkeit des Todes als Endlichkeit und Grenze des Lebens einerseits und als auf dem Leben lastender „Fluch" andererseits gilt auch für Krankheiten.

Zwar ist es kaum möglich, eine klare Unterscheidung zu vollziehen zwischen Krankheiten, die eher als *Einschränkungen der Lebenskräfte* zu bezeichnen und die Ausdruck und Folge Gott gewollter geschöpflicher Begrenztheit des irdischen Lebens sind, und *Krankheiten*, die Ausdruck und Folge der Gottes Schöpfung bedrohenden und das von ihm geschaffene Leben zerstörenden „Chaosmacht" des Bösen sind. Es ist aber wirklichkeitsfremd und ethisch problematisch, wenn nicht gar gefährlich, mit der WHO Gesundheit als „Zustand vollständigen körperlichen, geistigen und sozialen Wohlbefindens" zu definieren und alle anderen Lebenszustände als krankhaft oder gar als Krankheiten einzustufen, oder z.B. das Altern selbst und die damit notwendig verbundene Abnahme der Lebenskräfte als Krankheit zu verstehen. Dieses Verständnis von Gesundheit führt zur utopischen Vorstellung eines Lebens ohne Krankheiten, Abnahme der Lebenskräfte und dadurch bedingter Leiden, identifiziert Gesundheit mit ungebrochenem Glück, Heilung mit dem „Heil" des Menschen. Auf diesem Hintergrund kann eine marktorientierte Gesundheitsindustrie immer höher geschraubte Bedürfnisse nach ungebrochener „Fitness" erzeugen und sie dann gewinnträchtig ausbeuten.

Wo die theologische Fundamentalunterscheidung zwischen Gesundheit (*Wohlergehen*) einerseits und *Heil* andererseits, diesem zeitlichen und dem „Ewigen Leben" unterbleibt, da gewinnt das irdische Leben und mit ihm die Gesundheit und das irdische Glück die Gestalt eines „Letzten". Es macht sich eine verzweifelte Liebe zu diesem Leben breit. Der Mensch, der das Leben nicht mehr als spannungsvolle Polarität zwischen Leben und Tod, Zunahme und Abnahme der Lebenskräfte, Erfüllung und Entsagung, Glück und Leiden durchlebt, der nicht ständig die Erfahrung seiner Vergänglichkeit macht und annimmt, versteht sein Leben nicht mehr als *verdanktes Leben*, Gesundheit nicht mehr als Geschenk, sondern als einklagbaren Anspruch. Alles muss heilbar sein, meist um den Preis dessen, dass man die Unheilbarkeit und den Tod aus seinem Lebenshorizont verbannt. Und weil die Tiefen des Lebens nicht mehr erlebt werden, kommt die Fiktion eines ungebrochen gesunden und glücklichen Lebens auf. Umfassendes Glück muss hier und jetzt herstellbar sein, und dazu ist Gesundheit unabdingbar in einer Welt, die zunehmend dem Kult ewiger Jugendlichkeit und „Wellness" huldigt.

Der Mensch, der sich selbst als ganzheitlich heiles und umfassend glückliches Wesen „herstellen" will, scheitert an den realen Begrenzungen seiner Geschöpflichkeit und an dem Tod. Irdisches Leben ist und bleibt „Fragment", denn Ganzheitlichkeit, Heilsein ist etwas, das der Mensch nur als eschatologische Gabe Gottes im „Reich Gottes" empfangen kann. Unter Gesundheit kann also sinnvoller Weise nicht die Abwesenheit von allen Lebenseinschränkungen, nicht das ungebrochene Wohlergehen verstanden werden. *Leben* ist ein Geschehen, das immer auch durch Krankheit bedroht ist. Geht man beim Verständnis von Gesundheit vom Menschen als „Subjekt" aus, so ist es sinnvoll, unter *Gesundheit der Person* die Fähigkeit zu verstehen, mit Einschränkungen der Lebenskraft zu leben. Gesundheit ist „Kraft zum Menschsein" (Karl Barth), zur Verwirklichung der aufgegebenen Lebensbestimmung, insofern nicht die Abwesenheit von Störungen, sondern die Kraft, mit den unvermeidbaren Störungen des Lebens zu leben. Gesund wäre demnach auch derjenige Mensch, dem es gelingt, eine vielleicht unabänderliche Störung seines körperlichen, seelischen oder sozialen Wohlbefindens so in sein Leben zu integrieren, dass er mit ihr leben kann und trotzdem nicht seinen Lebenssinn verliert und so als *Person* gesund bleibt. Damit gehört zur Gesundheit notwendig die *Leidensfähigkeit,* also auch die Fähigkeit, mit Einschränkungen der Gesundheit zu leben und an den Leiden anderer Menschen teilzunehmen („Mit-Leiden"). Ohne eine solche Leidensfähigkeit kann das Leben letztlich nicht gelingen.

Betont man diesen subjektiven Aspekt der Gesundheit der Person, die Fähigkeit, mit Einschränkungen der Lebenskräfte zu leben, so stellt sich zwangsläufig die Frage, ob man dies auch bei schwersten Krankheiten, die eindeutig nur einen destruktiven Charakter haben, sagen kann, ob man damit von den betroffenen Menschen nicht zu viel verlangt. Kann man behaupten, dass der Mensch fähig sein sollte, auch solche Krankheiten anzunehmen und zu tragen? Wenn man diese Krankheiten in theologischer Sicht als Vorboten des Todes betrachtet, die das von Gott gewollte Leben zerstören, die mithin von Gott nicht gewollt und geschaffen sind und die als Fluch auf dem Leben lasten, so stellt sich die Frage, wie der Mensch

Folgerungen für Kirchen, kirchliche Krankenhäuser und Krankenhausseelsorge

sich zu solchen Krankheiten verhalten soll. Die Rede von der *Annahme* solcher Krankheiten ist theologisch gesehen zunächst einmal problematisch, insbesondere dann, wenn damit der destruktive Charakter solcher Krankheiten geleugnet oder ihnen gar ein positiver Sinn für das Leben unterstellt wird, der aus diesen Krankheiten selbst entspringen soll. Die Frage stellt sich ja, ob gegen solche Krankheiten nicht gerade im Namen Gottes „Widerstand bis aufs Letzte" (Karl Barth) geboten ist. Besagt dies aber, dass der Kampf gegen solche Krankheiten immer mit allen zu Gebote stehenden medizinischen Mitteln zu führen ist, gerade mit ihnen *Widerstand* zu leisten ist? Dies würde aber zu einem „blinden" Kampf gegen Krankheiten und auch den Tod führen. Der Mensch würde sich im verzweifelten Kampf gegen sie verzehren. Vielmehr ist das Augenmerk immer zugleich auch auf andere Formen des Widerstands, insbesondere den Widerstand mit geistigen und geistlichen Mitteln zu richten.

Die christlichen Kirchen haben immer betont, dass sich im Glauben an Gott auch die Kraft erschließt, mit einer schweren Krankheit zu leben, ja dass schweres Leiden angesichts des im Leiden, dem Tod und der Auferstehung Jesu Christi offenbarten Gottes eine *Verwandlung* in ein tragbares, ja annehmbares Leiden erfahren kann. Im Tod und der Auferweckung Jesu Christi wird deutlich, dass Gott das Leben von einem Leben zum Tode in ein Leben aus dem Tode zum „ewigen Leben" verwandelt hat. Eine solche, im Glauben geschenkte Verwandlung des Leidens in ein tragbares Leiden, ist nur möglich, wenn der Mensch nicht nur der zerstörerischen Macht der Krankheit und des Todes begegnet, sondern wenn er in der Zeit der Krankheit zugleich im Glauben die Erfahrung der Zuwendung und Liebe Gottes und von Menschen macht und dadurch als seelisch-geistlicher Mensch davor bewahrt wird, in der dunklen Nacht der Gottesfinsternis und der Schwermut zu versinken. Deshalb ist die Stärkung des Glaubens an Gott eine vornehmliche Aufgabe der Seelsorge, damit der Glaube sich als Kraft zum Leben *gegen* die Krankheit wie auch *mit* der Krankheit bewähren kann (Römer 5, 1 ff; 2. Korinther 4,17ff.).

Widerstand gegen die Krankheit kann nicht blinder Kampf gegen sie bedeuten; denn das wäre ein Handeln aus Verzweiflung, in der die Krankheit den Menschen ganz beherrscht. Der Glaube, der über die Krankheit hinaus auf Gott schaut, ermöglicht eine Distanz zur Krankheit und so eine *Annahme* der Krankheit, so dass sie den Menschen nicht ganz beherrscht. In der Annahme der Krankheit weitet sich der Lebenshorizont über die Krankheit und ihre Folgen, ja auch über den Tod als die letzte Folge aller schweren Krankheiten hinaus auf die Erlösung und Vollendung des Lebens durch Gott. Erst auf dem Boden der Annahme einer Krankheit wird der Mensch fähig zu entscheiden, welche Form des inneren Widerstands mit geistigen und geistlichen Mitteln und des äußeren Widerstands mit medizinischen und sonstigen Mitteln für ihn wirklich heilsam ist und dem Willen Gottes entspricht. Die Annahme der Krankheit ermöglicht einen heilsamen Widerstand, ohne dass der Mensch einem verzweifelten Kampf gegen die Krankheit oder der völligen Resignation verfällt. Selbst eine *Ergebung* in die Krankheit und den Tod muss unter dem Vorzeichen des Glaubens nicht als resignative und depressive Hinnahme verstanden werden, denn der Mensch ergibt sich im Glauben nicht in die Krankheit und den Tod, sondern in die „Hand Gottes", nimmt sie als etwas Vorletztes an, das nochmals von Gottes Verheißung der Vollendung des irdischen Lebens zum ewigen Leben durch den Tod hindurch umfasst ist (Römer 8, 37 ff.; 2. Korinther 5, 1 ff.). Eine Annahme der Krankheit wird nicht zuletzt durch eine Befreiung von der *Angst* vor dem Tod ermöglicht. Sie „lässt nicht zuschanden werden" (Römer 5,5); sie eröffnet erst die *Freiheit*, sich nicht verzweifelt ans Leben zu klammern und auf medizinische und pseudomedizinische Behandlungen zu verzichten. Widerstand gegen die Krankheit einerseits und Ergebung in die und Annahme der Krankheit andererseits müssen unter dem Vorzeichen des Glaubens also nicht Widersprüche sein, vielmehr sind auch Ergebung in die und Annahme der Krankheit Formen des Widerstands, denn sie geben nicht der Krankheit und dem Tod Recht und das letzte Wort, sondern Gott und seinen Verheißungen und damit dem Leben, dem „ewigen Leben". Es ist freilich eine Gnade, ein Geschenk, wenn man die Spannung zwischen Widerstand und Ergebung, zwischen Widerstand und Annahme so bestehen kann, dass beides möglich ist und bleibt und so Widerstand nicht zum blinden Kampf wird, der aus der Unfreiheit der Angst geboren wird.

Die Leidensmystik der christlichen Kirche hat angefangen vom Apostel Paulus, über das Mittelalter hin bis in die Gegenwart (beispielsweise *Johannes Paul II.*, Apostolisches Schreiben SALVICI DOLORIS, 1986) immer damit gerechnet, dass im Angesicht des Leidens Christi am Kreuz und durch seine Auferweckung von den Toten das Leiden der Menschen eine Verwandlung erfahren kann von einem untragbaren in ein tragbares Übel. Eindrückliches Zeugnis mittelalterlicher Leidensmystik ist der „Isenheimer Altar" von *Matthias Grünewald*. Er wurde für das Antoniterhospital zu Isenheim errichtet, in dem die an Mutterkornvergiftung („Antoniusfeuer") leidenden Menschen medizinisch behandelt, gepflegt und seelsorgerlich begleitet wurden. Alle Kranken waren mit ihren Augen auf den Altar hin ausgerichtet. Werktags wurde ihnen das bekannte Bild des Gekreuzigten vor Augen gestellt, sonntags wurden die Seitenflügel

Folgerungen für Kirchen, kirchliche Krankenhäuser und Krankenhausseelsorge

umgeschlagen, so dass der Gekreuzigte verdeckt und die Auferstehung Christi als Verwandlung des Leidens und Sterbens zum „ewigen Leben" sichtbar wurde. Beide Bilder sollten sich den Kranken und Sterbenden einprägen, der leidende und der auferstandene, das Leiden und den Tod überwindende Christus. Der leidende Christus sollte als der gegenwärtig mit den Kranken mitleidende Christus erfahrbar und zugleich das Leiden der Kranken als Teilhabe am Leiden Christi gedeutet werden. Der Auferstandene sollte den Blick über das gegenwärtige Leiden hinaus, die Hoffnung auf die Erlösung vermitteln.

In einer Zeit, in der in umfassender Weise an der Abschaffung von Krankheiten gearbeitet wird, in der technokratische Utopien eine leidfreie Welt verheißen, Gesundheit „machbar" sein soll und mit umfassenden Wohlergehen identifiziert wird, in der das chemische und technische „Wegmachen" von Krankheiten bis in die Psychiatrie hinein zunehmend zur alleinigen Umgangsform mit Krankheiten wird und in der doch gerade aufgrund der Erfolge der Medizin in der Bekämpfung des Todes immer mehr Menschen mit schweren chronischen Leiden und altersbedingten Schwächen leben müssen, ist es Aufgabe der Kirchen, das Bewusstsein wach zu halten, dass es keine von krankheitsbedingten Leiden freie Welt geben kann. Der Mensch darf daher Krankheiten und dem Tod nicht nur mit den Mitteln der Medizin Widerstand leisten, sondern muss auch andere Umgangsweisen mit Krankheiten einüben, wenn er sein Leben bis zum Tode bestehen und schweren Leiden nicht durch den selbstgewählten Tod entgehen will.

Die Menschen an die Unausweichlichkeit des Leidens zu erinnern und ihnen den möglichen heilsamen Sinn des Leidens im Horizont des Glaubens zu erschließen, ist eine vornehmliche Aufgabe der Kirchen, ein vielleicht unverzichtbarer Dienst der Kirchen in einer immer technokratischeren und auf Leidfreiheit, „Wellness" und „Anti-Aging" ausgerichteten Welt, den andere Institutionen nicht erbringen können. Unsere Gesellschaft wird in dem Maße menschlich bleiben, wie sie in der Lage ist, mit unheilbarem Leiden zu leben, den unheilbaren Menschen beizustehen und ihnen Hilfen zum Bestehen ihres Leidensgeschicks anzubieten. Und dazu gehört auch die Einladung zu einem Glauben, der dazu befähigt, Leiden auch zu tragen und anzunehmen, also einem Glauben, der sich als Hilfe zum Leben mit schwerer Krankheit und im Sterben bewährt.

Dank des technischen Fortschritts kann man krankheitsbedingte Leiden zwar immer besser medizintechnisch bekämpfen, doch kann man sich des Eindrucks nicht erwehren, dass in unserer Gesellschaft gleichzeitig die

Folgerungen für Kirchen, kirchliche Krankenhäuser und Krankenhausseelsorge

Fähigkeiten, mit einem ungeplanten schweren Schicksal, wie der Geburt eines kranken Kindes, eigenen Krankheiten und Leiden auch in anderer Weise als durch technisches „Wegmachen" umzugehen, eher abnehmen, und dass die Angst vor Krankheit, Altern, Leiden und Hilfsbedürftigkeit zunimmt. Selbst der Widerstand gegen die Krankheit darf sich nicht im Versuch eines medizintechnischen „Wegmachens" erschöpfen. Auch die Annahme einer Krankheit ist eine Form des Widerstands, Widerstand dagegen, dass die Krankheit den ganzen Menschen beherrscht und lähmt, ihn in eine Verzweiflung und einen verzweifelten und blinden Kampf gegen die Krankheit stürzt, der alles für „reparierbar" und alle Krankheiten und selbst den Tod für abschaffbar hält. In dem Maße, in dem der Mensch von der Angst vor dem Tode befreit wird, wird es ihm auch möglich, seine Krankheit, auch die zum Tode, anzunehmen, wird er dazu befreit, gegen die Krankheit in sinnvoller und lebensdienlicher Weise zu kämpfen, aber auch auf mögliche medizinische Maßnahmen zur Lebensverlängerung zu verzichten, die seinem Wohlergehen abträglich sind. Erst dann ist er auch geistlich dazu befreit, sein Leid in der Klage vor Gott auszubreiten und nicht in der Schwermut zu verstummen, um Heilung zu beten und doch, wenn die Krankheit fortschreitet, nicht an Gott irre zu werden und in einer Gottesfinsternis zu versinken.

Die einseitige Konzentration auf eine technische Beseitigung von Krankheiten trägt zur Abnahme anderer Fähigkeiten und Möglichkeiten bei, mit Krankheiten und Leiden umzugehen, und leugnet, dass der Mensch immer auch herausgefordert ist, diese Formen des Umgangs mit Leiden einzuüben, Leiden auch zu tragen und anzunehmen sowie durch eine menschenwürdige und einfühlende Pflege, durch menschliche Zuwendung, also durch die Kräfte der Liebe tragbar zu machen. Dies ist auf Dauer nur möglich, wenn man die Lösung der durch Krankheiten, Altern und Tod aufgeworfenen Probleme nicht nur von einer medizintechnischen Beseitigung erwartet, sondern wenn der einzelne Mensch fähig bleibt, ein schweres Schicksal auch anzunehmen, und wenn die Gesellschaft zum tätigen *Mit-Leiden* und zur *Solidarität* mit den leidenden Menschen fähig und bereit bleibt. In der gegenwärtigen Gesellschaft, in der Gesundheit in den Rang des fast einzigen allgemeingültigen und höchsten Wertes gerückt ist, haben die Kirchen und die Seelsorge daher in erster Linie die Aufgabe, ein kritisches Verhältnis zu dieser doktrinären Wertsetzung zu vermitteln und eine Freiheit vom Zwang zur Gesundheit zu eröffnen, Hilfen anzubieten zu einem Leben mit und gegen die Krankheit und zur Einstellung auf einen Lebensgrund, der durch Krankheit nicht zerstört und durch den Tod nicht vernichtet werden kann (vgl. Psalm 73, 26 ff.; Römer 8,18 ff.). Dazu gehört, dass der Mensch das „Letzte"

Folgerungen für Kirchen, kirchliche Krankenhäuser und Krankenhausseelsorge

nicht vom „Vorletzten" erwartet, dass er irdisches vom ewigen Leben unterscheidet, er anerkennt, dass es in dieser Weltzeit keine umfassend heile und ganzheitliche Existenz geben kann.

4.4 Christliche Heilserwartung und medizinischer Fortschritt: Wider die Utopie der Herstellung einer heilen Welt – Sozialethische Aspekte

Die Glorifizierung der Gesundheit gefährdet die Fürsorge für die unheilbaren Menschen und ihr Lebensrecht.

In einer Gesellschaft, in der in einseitiger Weise jugendlich vitale Lebenskraft, Leistungs- und Genussfähigkeit dominieren, in der Krankheiten, Altern und Leiden nur noch als zu beseitigende Minusgrößen und nicht mehr als notwendige andere Seite des Glücks verstanden werden, geht von diesem Gesundheitsideal eine zunächst verborgene Gefährdung des Lebensrechts der unheilbaren und schwächsten Glieder der Gesellschaft aus, die in keiner Weise mehr den Vorstellungen von einem gesunden Leben entsprechen und bei denen mit einer „Reparaturmedizin" nichts mehr zu „machen" ist, die unheilbar und pflegebedürftig sind und die daher schnell in die Nähe der Kategorie „lebensunwertes" Leben gerückt werden.

So entsteht durch ein solches Gesundheitsideal ein „Zwang zur Gesundheit", der letztlich inhuman ist, weil er die sichtbaren Zeugen des Scheiterns dieser Fiktion von Gesundheit zunächst aus der Gesellschaft in besondere Institutionen verbannt, in denen und aus denen heraus sie diese Illusion nicht mehr als solche entlarven können. Und diese Verbannung kann auch heute wieder – insbesondere bei einem wachsenden sozialen und ökonomischen Druck, der von der stetig anwachsenden Zahl der pflegebedürftigen Menschen ausgeht – schnell die Türen zur „gelenkten Sterblichkeit" oder gar Tötung angeblich „lebensunwerten" Lebens" öffnen. Im vorgeburtlichen Bereich hat sich die Gesellschaft bereits an die „Selektion" derjenigen Kinder gewöhnt, die nicht den Vorstellungen von einem gesunden, glücklichen und lebenswerten Leben entsprechen (vgl. Kap 2.2.).

Der christliche Glaube nimmt, weil er weiß, dass es eine Welt ohne Krankheit und Tod nicht geben wird, auch eine kritische Distanz zu der utilitaristischen Behauptung ein, dass die Gesundheit das höchste Gut ist und dass alles im vormoralischen wie im moralischen Sinne gut ist, was der Gesundheit dient und was Krankheiten „weg macht". Der Glorifizierung der Gesundheit als „höchstes Gut" entspricht als Kehrseite die Disqualifizierung des unheilbaren Menschenlebens als minderwertiges oder gar als „lebensunwertes" und „vormenschliches" Leben. Der Gesundheitskult kann daher zur Bedrohung des Lebensrechts dieser Menschen führen. Der ungeheure Kampf der Medizin für die Gesundheit und diese Disqualifizierung unheilbaren menschlichen Lebens sind nach *V. von Weizsäckers* (vgl. Kap. 2.2) nur die zwei Seiten ein und derselben Medaille, der Glorifizierung der Gesundheit und des irdischen Lebens als höchste Güter und damit eines transzendenzlosen und „Gott-losen" Verständnisses des Menschenlebens, in dem dieses nicht mehr unter der Perspektive der „Ewigkeit" und des „Ewigen Lebens" betrachtet wird. Diese Hinweise verdienen heute mehr denn je Beachtung, denn es ist eine Fiktion, dass die Probleme der Menschen mit Krankheit, Behinderung, Altern und Tod sich in erster Linie medizintechnisch lösen, vielleicht sogar beseitigen lassen.

Auch in Zukunft werden die Menschen nicht an Gesundheit, sondern an Krankheiten und Altersgebrechen sterben. Gerade weil es sehr wahrscheinlich ist, dass auch durch die neuen medizinischen Methoden die Zahl der chronisch kranken und pflegebedürftigen Menschen immer mehr steigen und zu einer zunehmenden sozialen und ökonomischen Belastung für die Gesellschaft werden wird, kommt es darauf an, dass wir die für den Schutz des Lebens dieser hilfsbedürftigen Menschen wesentlichen ethischen und rechtlichen Grundsätze nicht um des medizinischen Fortschritts willen aushöhlen. Die angedeutete „Fortschrittsfalle" (vgl. Kap. 2.2) könnte dazu führen, dass die bisher medizinisches Handeln noch bestimmenden Grundsätze der *Gerechtigkeit* in der Zuteilung von Gesundheitsleistungen völlig in Richtung einer „Mehrklassenmedizin" ausgehöhlt werden, ja dass die Alternative von „Heilen" oder „Töten" nicht auf das beginnende Leben begrenzt bleibt, sondern auch auf das Leben erwachsener, vor allem chronisch kranker und hirnorganisch erkrankter Menschen ausgedehnt wird, dass ihr Leben als „menschenunwürdig" und „lebensunwert" und für sie selbst und vor allem für andere und die Gesellschaft als nicht „zumutbar" eingestuft wird und dass man sie deshalb durch einen „Gnadentod" von ihrem angeblich sinnlosen Dasein erlösen solle. Wir müssen daher äußerst wachsam sein, dass dieses sozialutilitaristische Denken unsere Lebens- und Wertvorstellungen nicht schleichend immer mehr bestimmt und dann eines Tages auch wieder in die Tat umgesetzt wird. Deshalb müssen wir alles verhindern, was dazu angetan ist, die für den Schutz des Lebens der chronisch kranken und behinderten Menschen ausschlaggebenden ethischen Überzeugungen und Rechtsvorstellungen so zu verändern, dass menschliches Leben der Verfügung anderer in mehr oder weniger beliebiger Weise ausgesetzt wird. Das Recht auf Leben (Grundgesetz Artikel 2) und das sich aus ihm ergebende Recht auf das Leben schützende medizinische Leistungen wie auch auf menschenwürdige Behandlung und Pflege ist in allen Lebenslagen bei allen Menschen zu beachten, auch in sozial und ökonomisch schwierigen Zeiten.

Sollte sich die Vorstellung, dass es menschliches Leben gibt, das besser nicht leben sollte, das für andere und die Gesellschaft eine „unzumutbare" Belastung darstellt und das daher nur noch ein biologisches menschliches Leben ist, das „menschenunwürdig" und „lebensunwert" ist, ausweiten, so kann dies eine verheerende Auswirkung auf das Ethos derjenigen Menschen haben, auf deren Hilfe diese unheilbaren und pflegebedürftigen Menschen unabdingbar angewiesen sind. Gerade weil die Medizin die Zahl dieser Menschen stetig vermehrt, bedarf es der unbedingten Beachtung ihrer Menschenwürde und der Menschenrechte und damit nicht zuletzt einer menschenwürdigen Pflege und Betreuung und nicht nur einer einseitigen Förderung der technischen Möglichkeiten zur Bekämpfung von Krankheiten. Die Frage, ob eine Ausgewogenheit in diesen beiden Bereichen der Sorge um kranke Menschen noch gegeben ist, ist ernsthaft zu erörtern. Für Menschen (Angehörige, Pflegekräfte, Ärzte, Zivildienstleistende u.a.), die den schweren Dienst der Behandlung und Pflege erbringen, ist es wesentlich, dass *in der Gesellschaft Klarheit darüber herrscht, worin die Menschenwürde der von ihnen betreuten Menschen besteht*, dass diese Menschen entsprechend ihrer unverlierbaren Würde geachtet und behandelt werden und dass auch die *Tätigkeit der Betreuenden* eine dem schweren Dienst entsprechende – auch finanzielle – Anerkennung findet. Jede Veränderung unseres Verständnisses von Menschenwürde in Richtung einer nach dem sozialökonomischen Status und den Lebensqualitäten abgestuften Schutzwürdigkeit des Menschenlebens muss zur tiefen Verunsicherung des Ethos der für sie zuständigen Pflegekräfte und Ärzte und der Angehörigen führen und damit zur zusätzlichen Bedrohung für das Leben dieser hilfsbedürftigen Menschen werden.

Mit Sorge muss man beobachten, dass die *Pflege* und die mit ihr verbundene *mitmenschliche Zuwendung* im Vergleich zur medizintechnischen Behandlung erheblich weniger Förderung und Wertschätzung erfährt, so dass es in diesen Bereichen schon heute immer häufiger zu menschenunwürdigen Behandlungen kommt. Dies ist auch eine Folge der einseitigen Erwartungen, die man an den medizintechnischen Fortschritt richtet und den man dementsprechend in einseitiger Weise fördert, während man im Bereich der Pflege zunehmend Einsparungen vornimmt. Diese Tendenz zeigt ein Gefälle zur Missachtung der Menschenwürde, vor allem in *Pflegeinstitutionen* für alte und demente Menschen, und löst unübersehbare Ängste vor einer „menschenunwürdigen" Behandlung oder gar, um dem vorzubeugen, die Forderung nach „*aktiver Euthanasie*" aus. Die *Humanität* und der ethische Fortschritt einer Gesellschaft erweisen sich weniger daran, ob sie die Interessen der Menschen absichern, die diese aufgrund ihres sozialökonomischen und gesundheitlichen Zustands selbst geltend machen können, und auch nicht an den technischen Möglichkeiten zur Beseitigung von Krankheiten, als vielmehr daran, in welchem Maße die Gesellschaft zur *Solidarität* mit allen *unheilbaren* und *behinderten Menschen* bereit ist und bleibt. Insofern ist gerade der Umgang mit den trotz allen medizinischen Fortschritts unheilbaren und pflegebedürftigen Menschen ein Test auf die Humanität einer Gesellschaft.

Eine menschenwürdige Behandlung der unheilbaren und pflegebedürftigen Menschen wird auf Dauer nur möglich sein, wenn man die Lösung der durch Krankheiten, Altern und Tod aufgeworfenen Probleme nicht nur von einer medizintechnischen Beseitigung erwartet, sondern wenn der einzelne Mensch fähig bleibt, ein schweres Schicksal auch anzunehmen, und wenn die Gesellschaft zum tätigen *Mit-Leiden* und zur *Solidarität* fähig und bereit bleibt. Die *Leidensfähigkeit* des Einzelnen wie der Gesellschaft und die Achtung der Menschenwürde der „unheilbaren Mitmenschen" sind, wenn das Leben des Einzelnen und der Gemeinschaft der Menschen „gelingen" soll, notwendiger Gegenpol zu einem an Gesundheit, Selbstbestimmung und Leistungs- und Glücksfähigkeit orientiertem Menschenbild.

Wenn eine Gesellschaft die Bewahrung dieser ihrer Humanität höher achtet als den wissenschaftlich-technischen Fortschritt, sie um dieses Zieles willen an der uneingeschränkten Beachtung der dafür grundlegenden ethischen und rechtlichen Prinzipien auch dann festhält, wenn sie der Entwicklung neuer therapeutischer Verfahren – hauptsächlich aus finanziellen Gründen – entgegen stehen, so hat dies nichts mit Fortschrittsfeindlichkeit zu tun, sondern damit, dass man das eigentliche Ziel aller technischen Fortschritte in der Humanität einer Gesellschaft sieht, der technische Fortschritt also nicht blind verlaufen und zusehends zur Aushöhlung der Humanität beitragen darf. Wo das Streben nach wissenschaftlichem Fortschritt, medizinischer Bemächtigung des Lebens, Gesundheit und leidfreiem Leben zur Aushöhlung grundlegender ethischer Prinzipien wie der zuteilenden Gerechtigkeit von Gesundheitsleistungen oder gar zur Infragestellung der Menschenwürde und zur Bedrohung der Fürsorge für die schwächsten Glieder der Gesellschaft zu führen droht, muss die Gesellschaft bereit und fähig sein, um der Wahrung der *Würde und Rechte der schwächsten Mitmenschen* willen auf mögliche wissenschaftliche und therapeutische Fortschritte zu verzichten. Wenn eine Gesellschaft dazu nicht mehr bereit und in der Lage ist, dann ist die Humanität, ihre Bewahrung und ihr Fortschritt, dem wissenschaftlich technischen Fortschritt und den ihm entsprechenden ökonomischen Interessen zum Opfer gefallen.

So gesehen ist die Alternative zwischen einer Ethik, die Prinzipien geltend macht, und einer (Verantwortungs-) Ethik, die von den Folgen her denkt (z.B. „Ethik des Heilens"), nicht aufrecht zu erhalten, denn das Insistieren auf der uneingeschränkten Beachtung grundlegender ethischer Prinzipien wie der Menschenwürde, des Verbots von Lebensunwerturteilen, des gleichen Rechts des Rechts auf Leben und Gesundheitsleistungen, auf menschenwürdige, das Leben erhaltende medizinische Behandlungen und Pflege für alle Menschen, des Tötungsverbots und des Gebots der Solidarität mit den schwächsten Menschen dient dem *Schutz des Lebens aller Menschen,* insbesondere des Lebens der schwächsten, die ihre (Menschen-) Rechte nicht selbst geltend machen können, und dem Gelingen des Lebens aller Menschen in der *Gemeinschaft* der Menschen. *Daher wurzelt alle „Ethik des Heilens" in der Achtung der Menschenwürde und Menschenrechte allen Menschenlebens und ist ihr uneingeschränkt ein- und unterzuordnen.* Nur bei einer ungeteilten Beachtung dieses und anderer fundamentaler ethischer Grundsätze wird sich die fortschreitende wissenschaftliche Beherrschung des Lebens nach ethischen Kriterien beeinflussen lassen und der wissenschaftlich-technische Fortschritt im Verein mit den ökonomischen Interessen nicht die uneingeschränkte Vorherrschaft über die ethische Gestaltung der Gesellschaft erlangen, so dass der Ethik und dem Recht letztlich nur noch die Aufgabe zufallen, diesen technischen und ökonomischen Fortschritt so zu legitimieren, dass er in der Gesellschaft akzeptiert und vom Gesetzgeber möglichst uneingeschränkt rechtlich gebilligt wird.

Gelingt der Gesellschaft dies nicht, dann kann *Friedrich Nietzsche* mit der „Prophezeiung" Recht behalten, dass der wissenschaftlich-technische Fortschritt der Humanität der Menschheit ihren Untergang bereiten wird, und zwar „in kleinen Dosen Opium: Steigerung der Weltbejahung", Steigerung der Fiktion vom Fortschritt zur heilen Welt durch die vielen wissenschaftlich-technischen Fortschritte. Der Forschrittsglaube geht davon aus, dass der Mensch mit zunehmender Unterwerfung der Natur, auch seiner eigenen Leiblichkeit, unter die Herrschaft seiner instrumentellen Vernunft immer freier, glücklicher und „humaner" wird und dass der Mensch am Ende dieses Fortschritts erst wahrhaft frei sei und glücklich lebe, weil er dann sein eigener Schöpfer sei, der sein Leben weder der Natur noch einem Gott, sondern nur sich selbst verdankt (F. Nietzsche). Dieser Glaube dürfte viel mehr illusionären Charakter haben als alle bisherigen Utopien und als alle religiös-transzendenten Hoffnungen auf das Kommen des „Reiches Gottes".

Die Behauptung, dass der biomedizinische Fortschritt in sich „automatisch" ein Fortschritt zu mehr Humanität ist, weil er der Gesundheit und einem langen Leben dient und weil er die Freiheit des Menschen gegenüber der Natur, nicht zuletzt der menschlichen, erhöht und die Menschen glücklicher macht, dürfte durch die aufgezeigten Probleme, die dieser Fortschritt aufwirft, mehr als fraglich geworden sein (vgl. Kap.2). Zugleich ist in Frage gestellt, ob der biomedizinische Fortschritt sich überhaupt nach ethischen Kriterien steuern lässt. Daraus ergibt sich notwendig die Frage, was eigentlich die *Ziele* des biomedizinischen Fortschritts sind, ob er nicht ethisch „blind" verläuft, allenfalls angetrieben durch den Forschungsdrang und gesteuert durch das ökonomisch Machbare und Gewinnträchtige. Der ethischen Problematik dieser Entwicklung wird man sich erst voll bewusst, wenn man sich die angedeutete Krise der Ziele des medizinischen Fortschritts vor Augen stellt und in der Unklarheit der Ziele dessen eigentliches Problem erkennt. Dann wird man vielleicht auch wieder neben der humanistischen Fortschrittsidee und dem wissenschaftlich-technischen Fortschrittsglauben auf eine dritte Vorstellung von „Fortschritt" stoßen.

Die Neuzeit kennzeichnen zwei Fortschrittsideen. In beiden wird der Mensch als der alleinige Akteur des Fortschritts betrachtet. Es ist erstens die *humanistische Fortschrittsidee*. Nach ihr wird der Mensch durch andere Menschen und sich selbst so gebildet, dass das „gute Prinzip" in ihm fähig wird, das moralisch Böse in ihm und in der Welt so zu überwinden, dass am Ende dieser Entwicklung nicht nur der sittlich vollendete einzelne Mensch, sondern die sittliche Vollendung der ganzen Menschheit durch den Menschen – bei *I. Kant* gedacht als „Reich Gottes" – selbst stehen soll. Die zweite Fortschrittsidee hat den wissenschaftlich-technischen Fortschritt im Blick (vgl. Kap.1.1). Durch ihn soll der Mensch das physisch Böse, die Unvollkommenheiten und Übel in der Natur durch sein veränderndes Eingreifen in die Natur besiegen, das verlorene „Paradies" wieder herstellen und alle Krankheiten und den Tod besiegen und so eine vollkommen „glückliche" Menschheit und vollkommene Schöpfung aus eigenen Kräften „machen". Der Fortschritt zum „*Heil*" der Welt und des Menschen soll sich also einerseits aus den vielen sittlichen

und andererseits aus den vielen wissenschaftlich-technischen Fortschritten ergeben, die der Mensch beide selbst „macht".
Beide Fortschrittsideen sind Säkularisierungen der christlichen Hoffnung auf die Vollendung der Menschheit und der Schöpfung zum „Reich Gottes" und des Menschen zur Gottebenbildlichkeit, die kein durch den Menschen „gemachter" Fortschritt ist, die auch nicht aus den vielen innerweltlichen Fortschritten resultiert, sondern die allein ein Werk, „Wunder" Gottes ist. Kein moralisches Bemühen des Menschen vermag das „moralisch Böse", die Sünde hinter sich zu lassen, und kein wissenschaftlich-technisches Bemühen kann die Macht des Todes besiegen. Der Tod und seine Vorboten, die Krankheiten, bleiben unaufhebbare Kennzeichen unseres irdischen Lebens. Wenn der Mensch das Ziel verfolgt, den Tod und damit alle Krankheiten zu besiegen, dann „überhebt" er sich zu einer göttlichen Position und schafft letztendlich viel mehr Probleme, als er mit seinem Bemühen zu lösen vermag. Die Besiegung des Todes erwartet der christliche Glaube allein von Gott, der auch allein die Brücke vom durch den Tod gekennzeichneten irdischen Leben zum „ewigen" Leben ohne Krankheit und Tod zu bauen vermag. Dieser Fortschritt zum Ziel des Lebens, zum Sein bei Gott und im „Reich Gottes", ist ein Ziel, das nicht im irdischen Leben auf- und damit im Tod untergeht. Den Fortschritt zu diesem Reich Gottes hat die mit der Aufklärung beginnende Säkularisation zunehmend seiner transzendenten Dimension beraubt, hat ihn in einen linearen innerweltlichen Fortschritt zur Vervollkommnung des unvollkommenen Menschen oder der unvollkommenen Natur überhaupt durch den Menschen selbst umgedeutet.

Der Fortschritt zum „Reich Gottes" ohne Sünde, Krankheit, Leiden und Tod, mithin zum „Heil" bleibt allein dem schöpferischen Handeln Gottes vorbehalten. Diese Welt ist und bleibt nicht nur endlich, begrenzt, sondern bleibt auch unter dem Fluch der Sünde und des Todes. Deshalb haben sich der christliche Glaube und die Hoffnung gerade im Ertragen und der Annahme dieser Endlichkeit und Gebrochenheit des Lebens und des Todes (Römer 5, 1 ff.; 8,18 ff.) und die Nächstenliebe vor allem in der Sorge für die schwächsten Glieder der Gesellschaft (Matthäus 25,40; 1.Korinther 1, 26 ff.), für die „Unheilbaren", zu bewähren. Der christliche Glaube verleiht also eine kritische Distanz zu dem Glauben an einen Fortschritt zur Vervollkommnung der Welt, die sich durch das Handeln von Menschen ereignen soll, sei es im geistigen Tun, in der Bildung zum reiferen Individuum, sei es unter den vielen wissenschaftlich-technischen und ökonomischen Fortschritten. Dies besagt nicht, dass der christliche Glaube nicht an den vielen möglichen Fortschritten zur Humanisierung der Menschheit und den vielen wissenschaftlich-technischen Fortschritten zur

Folgerungen für Kirchen, kirchliche Krankenhäuser und Krankenhausseelsorge

Verbesserung des Lebens und insbesondere den medizinischen Fortschritten in der Bekämpfung von Krankheiten und des frühzeitigen Todes interessiert ist, denn schweres Leiden und frühzeitiger Tod, ohne dass der Mensch das „Maß seiner Lebenstage" erreicht hat, widersprechen dem Willen Gottes (vgl. Jesaja 65, 17 ff.; Römer 8, 18 ff.). Sie sollen daher – entsprechend dem heilenden Handeln Jesu Christi – nicht einfach hingenommen, sondern in „sinnvoller", d.h. dem Wohlergehen der Menschen dienender Weise bekämpft werden, aber ohne zu leugnen, dass die Menschen trotz aller Fortschritte der Medizin auch in Zukunft immer an Krankheiten und Gebrechen sterben werden, der Tod immer der Sieger über die Macht der Medizin bleiben wird. Dies schließt ein, dass ein Leben und Sterben ohne Krankheiten und durch sie bedingte Leiden innerweltlich eine Illusion bleiben wird.

Im Wissen darum, dass das „Reich Gottes" ohne Krankheiten, Leiden und Tod in dieser Weltzeit nie realisiert werden wird, nimmt der christliche Glaube eine kritische Distanz zu der Utopie ein, dass sich die Probleme der Menschheit mit Krankheiten und Tod in erster Linie durch wissenschaftlich-technische Fortschritte lösen lassen und dass sie zugleich einen Fortschritt zum „Heil", im Sinne eines ungebrochen glücklichen Lebens, bringen. Es ist und bleibt daher eine ethisch problematische Fiktion, dass wir durch den medizinischen Fortschritt eine Welt ohne Krankheiten und Behinderungen schaffen wollen. Diese Fiktion führt zur blinden Bekämpfung des Todes, zur einseitigen Ausrichtung unseres Handelns und unserer finanziellen und personellen Mittel auf ein technisches „Wegmachen" von Krankheiten, die die Balance zwischen Pflege und mitmenschlicher Zuwendung zum leidenden *Menschen* (Subjekt) einerseits und der medizintechnischen Bekämpfung von *Krankheiten* andererseits aufhebt und insbesondere der wachsenden Zahl der chronisch kranken Menschen nicht gerecht wird. Diese Entwicklung führt bereits heute zur Selektion der „Unheilbaren" vor der Geburt und kann schnell auch zur Selektion nach der Geburt führen. Krankheiten, insbesondere unheilbare, werden nicht zuletzt durch eine menschenwürdige und einfühlsame Pflege und durch mitmenschlichen Beistand tragbar und dadurch, dass der Mensch auch bereit und fähig ist, ein schweres Schicksal anzunehmen und zu ertragen.

Der religiös aufgeladenen Utopie vom Fortschritt zur heilen Welt ohne unheilbare Krankheiten entspricht die Vorstellung, dass die Wissenschaften und die Technik und die sich ihrer bedienende Ökonomie und nicht unsere geistig moralischen und religiösen Lebensauffassungen uns den Weg zu einer Humanisierung der Gesellschaft weisen und dass wir deshalb unsere nicht empirisch begründbaren moralischen und religiösen

Vorstellungen durch empirisch-wissenschaftliche Erkenntnisse ersetzen und unsere Rechtsvorstellungen an ihnen ausrichten sollten. Diese Forderung nach einer naturwissenschaftlichen und auch ökonomischen Fundierung von Ethik und Recht, die derzeit unter dem Eindruck der neuen Biotechniken und der ökonomischen Grenzen des Sozial- und Gesundheitswesens neu aufkeimt, beherrschte schon die Lebenswissenschaften zu Ende des 19. und Beginn des 20. Jahrhunderts, insbesondere in Gestalt des „Sozialdarwinismus", der eine angeblich naturwissenschaftlich begründete Ethik postulierte, indem er das Gesetz der biologischen Stärke, der Selektion der schwachen durch die starken Menschen zum Maßstab der ethischer Prinzipien in der Gesellschaft erhob und so die Grundlagen der nationalsozialistischen Verbrechen an schwachen, kranken und sonst wie „minderwertigem" Menschenleben legte und zur bisher größten Gefährdung der Humanität durch die Biologie und Medizin führte. In der gegenwärtigen Situation spielen manche biologistische Vorstellungen des Sozialdarwinismus kaum noch, dafür aber die ökonomischen Gesichtspunkte eine immer größere, ja alles beherrschende Rolle. Die Ökonomie macht sich die wissenschaftlichen Erkenntnisse der Medizin zu nutze, unterstellt sie ihren Zielsetzungen, so dass das praktische medizinische Handeln immer mehr den ökonomischen Zielen dienstbar gemacht wird, mithin auch nicht der Kranke als Mensch Mittelpunkt der Medizin ist, sondern der Kranke als „Kunde", an dem man verdienen will. Auf eine kurze Formel gebracht, lautet die Devise: „Erst kommt die Monetik, dann die Ethik bzw. der Mensch als leidendes Subjekt!"

4.5 Krankenhausseelsorge als Kompensation der Ausklammerung des Subjekts in der Medizin? – Der Patient als Mittelpunkt des Krankenhauses?

Ist nur die Krankenhausseelsorge für den Patienten als Subjekt und seine seelischen Nöte da?

Die Ausschaltung des Subjekts in der Medizin ist nach den bisherigen Darlegungen in der naturwissenschaftlichen Ausrichtung der Medizin grundgelegt.

Die Wahrnehmung des Patienten als Subjekt wurde bisher gegen diese der naturwissenschaftlichen Methodik der Medizin immanente Tendenz durch das persönliche Engagement der Pflegekräfte und Ärzte in das pflegerische und ärztliche Handeln eingebracht (vgl. Kap. 1,2, 3-6). Dies ist unter den durch die Kostensteigerung im Gesundheitswesen erzwungenen Rationalisierungen und Rationierungen immer schwerer zu verwirklichen, und zwar umso weniger, je mehr das medizinische und pflegerische Handeln den Gesetzen der Ökonomie und des freien Marktes unterworfen wird. Insofern ist die Behauptung, der leidende Mensch und die Linderung seiner Not stünden im Mittelpunkt medizinischen und pflegerischen Handelns im Krankenhaus, immer mehr zur Ideologie geworden. Das Rad der Entwicklung hin zu einer ökonomisierten Reparatur- und Mehrklassenmedizin wird wohl auch kaum zurückzudrehen sein. Und doch stellt sich zum Beispiel die Frage, ob und wie man allen und nicht nur privat versicherten leidenden Menschen in und außerhalb des Krankenhauses auch in Zukunft noch einigermaßen gerecht werden und eine nicht nur auf medizintechnische Leistungen ausgerichtete Hilfe in der Krankheit zukommen lassen kann.

Beispiel: Patient B. (75 Jahre, seit einem Jahr verwitwet, ohne Kinder) ist vom Hausarzt zu einem niedergelassenen Urologen überwiesen worden, der ein Prostata-Karzinom diagnostiziert. Er kommt in die Ambulanz der Klinik, wo alle nötigen Diagnosen für die Operation (=OP) durchgeführt werden. Er hat Kontakt mit zwei Ärzten, mehreren Schwestern. In der folgenden Woche wird er morgens stationär aufgenommen, kommt auf ein Dreibettzimmer, erfährt von einem Mitpatienten, dass dessen Prostata-

Folgerungen für Kirchen, kirchliche Krankenhäuser und Krankenhausseelsorge

Karzinom bereits Metastasen gebildet habe, obwohl man ihm vor der OP gesagt habe, dass er danach weitgehend normal leben könne. Herr B. ist dadurch sehr verängstigt. Er begegnet Schwestern aus der Frühschicht und einem Assistenzarzt, erhält Anweisungen zur Operation am folgenden Tag. Nachmittags hat er es mit neuen Gesichtern (Pflegekräften usw.) zu tun. Ein Anästhesist erscheint und ein Urologe, die sagen, sie würden an der OP beteiligt sein. Der Urologe erklärt, dass er ja schon in der Ambulanz die nötigen Informationen erhalten habe, er ihn aber dennoch nochmals über die OP aufklären müsse. Über seine Ängste kann er nicht sprechen. Dass er verwitwet ist und keine nahen Angehörigen hat, erfahren die Pflegekräfte zufällig. Den operierenden Oberarzt bekommt er vor der OP nicht zu Gesicht. Nach der Aufklärung ist Herr B. noch mehr verängstigt. Am kommenden Morgen wird er von einem Mann, der kein Deutsch spricht, mit dem Bett zur OP gefahren. Nach der OP muss er auf ein anderes Zimmer als vorher. Bisher unbekannte Pflegekräfte kommen herein und schauen nach den Infusionen usw., sind aber nach einigen routinemäßigen Fragen und Hinweisen bald wieder aus dem Zimmer. Bei der Abendvisite erklärt der Stationsarzt, dass alles weitgehend normal verlaufen sei, der Oberarzt aber am kommenden Tag noch genauer mit ihm sprechen werde. Herr B. ist tief beunruhigt. So trifft ihn am kommenden Vormittag der Seelsorger an. Herr B. spricht über seine Ängste. Nachmittags erscheint der Oberarzt, erklärt, dass die OP gut verlaufen sei, dass aber eine strahlentherapeutische und vielleicht auch chemotherapeutische Nachbehandlung nötig sei, weil nicht auszuschließen sei, dass das Karzinom schon gestreut habe. Näheres über die weitere Behandlung würde der niedergelassene Urologe mit ihm besprechen. Er erhalte von der Klinik Vorschläge für eine weitere Behandlung. Der Krankenhausseelsorger findet ihn am kommenden Tag ziemlich deprimiert vor. Fünf Tage nach der OP wird Herr B. entlassen. Er hat viele Menschen gesehen. Über seine Sorgen und Ängste konnte er mit keinem Arzt und keiner Pflegekraft sprechen. Er war in dieser Woche einer der zahlreichen „Fälle", die an Tumoren operiert wurden, teils mit besseren, teils mit schlechteren Prognosen, einer unter vielen, er mit einer schlechteren Prognose.

Der Patient erlebt einen Hausarzt, einen niedergelassenen Urologen, die Fachkräfte in einer urologischen Ambulanz der Klinik, eine Station in der Klinik mit Schichtdienst, einen Zimmerwechsel mit wechselnden Patienten, wechselnde Ärzte, überall neue Gesichter, unterschiedliche Formen einer auf medizintechnische Verrichtungen konzentrierten Aufklärung. Niemand weiß etwas vom Leben des Herrn B. Es ist keine Zeit, seine Ängste wahrzunehmen und auf sie einzugehen. Zwar besteht kein direkter Mangel

Folgerungen für Kirchen, kirchliche Krankenhäuser und Krankenhausseelsorge

an medizinisch-fachlicher Aufklärung, aber die wesentlichen Fragen von Herrn B., was die Krankheit für ihn bedeutet, was er von weiteren Behandlungen zu erwarten hat, wie er damit leben kann, werden nicht thematisiert. Die Pflegekräfte sind mit technischen Verrichtungen voll ausgelastet. Die zunehmende Spezialisierung, Rationalisierung und Fragmentierung der Behandlungen, die kurze Liegezeit und anderes führen zur systembedingten Ausschaltung der Wahrnehmung des kranken Menschen als Subjekt, reduzieren die therapeutische und pflegerische Beziehung auf die Verrichtung somatisch notwendiger Handlungen. Der kranke Mensch muss die Integration der Teilaspekte der Informationen über seine Krankheit zu einer Bedeutung der Krankheit für ihn als Person immer mehr selbst erbringen. Die Bewältigung seiner Krankheit mit ihren körperlichen und nicht zuletzt auch seelischen und sozialen Folgen und die Frage, ob er sich überhaupt einer strahlen- und chemotherapeutischen Behandlung unterziehen soll, bleiben ihm allein überlassen, wenn ihm nicht ein verständnisvoller Urologe oder Hausarzt dabei hilft, zu für seinem Wohlergehen wirklich dienlichen Entscheidungen zu finden..

Man ist sich weitgehend bewusst, dass die in diesem Beispiel offenkundig werdende Art der Medizin ernsthaft kranken Menschen oft nicht mehr gerecht wird. Viele Pflegekräfte und Ärzte leiden unter den aus ökonomischen Gründen aufgenötigten Einsparungen im personellen Bereich, die kaum noch Zeit für eine hinreichende Zuwendung zum Patienten lassen, da fast alle Zeit und Kräfte für die notwendigen medizinischen und pflegerischen Verrichtungen und bürokratische Verpflichtungen aufgewandt werden müssen. „Kommunikative Leistungen" werden im Vergleich zu medizintechnischen Leistungen nicht auch nur annähernd gemäß ihrer wirklichen Bedeutung für die Behandlung eines kranken Menschen, die mehr einschließt als die Reparatur eines „Defekts der Körpermaschine", bezahlt. Sie sind in dem auf der Basis einer Reparaturmedizin und der Ökonomie gestalteten DRG-System kaum vorgesehen, müssen also möglichst auf das zum ökonomisch rentablen Funktionieren des Systems notwendige Minimum beschränkt oder mit Mitteln aus diesem Bereich bezahlt werden (vgl. Kap. 1.4). Das hat zum Beispiel zur Folge, dass die Aufklärung über eine Krankheit und ihre Folgen und die Art ihrer Behandlung immer mehr beschränkt wird auf medizinische und pflegerische Sachinformationen, mit denen der kranke Mensch „autonom" umgehen soll, aber oft nicht kann (vgl. Kap. 1.5). Diese Defizite sind in quantitativer und fachlicher Hinsicht nur sehr bedingt durch eine psychosoziale Betreuung seitens anderer Berufe (Sozialarbeiter, Psychologen, Seelsorger u.a.), die in ihrer Tätigkeit das Subjekt und seine Befindlichkeit und Bedürfnisse in den Mittelpunkt ihres begleitenden Handelns stellen, auszugleichen, auch dann nicht, wenn man ihre Tätigkeit innerhalb einer naturwissenschaftlich orientierten Medizin als komplementäre Zugangsweise zum kranken Menschen für wesentlich erachtet. Zudem steht zu befürchten, dass – wie insbesondere in den personalintensiven Bereichen der Pflege – in Zukunft auch in diesen Bereichen Einsparungen zugunsten der ökonomisch produktiven Reparaturmedizin vorgenommen werden. Einsparungen im Bereich der Medizintechnik werden meist aus ökonomischen Gründen – vor allem, weil die „Medizinindustrie" wesentlicher wirtschaftlicher Wachstumsfaktor ist (vgl. Kap 1.4) – und aufgrund der Konkurrenz der Krankenhäuser untereinander nicht ernsthaft erwogen oder durchgeführt, weil der „Ruf" eines Krankenhauses wesentlich von seinem medizintechnischen Standard abhängt.

Das Krankenhaus ist ein Ort menschlicher Krisen, oft das Leben tief erschütternder Krisen, von denen nicht nur die Patienten selbst, sondern oft noch mehr die Angehörigen und nicht selten auch das medizinische Personal betroffen sind, das mit diesen Menschen befasst ist. Das gemäß den Vorgaben der „Reparaturmedizin" marktförmig organisierte „System Krankenhaus" kann auf solche in ihm nicht vorgesehene Krisen keine Antworten geben, denn sie sind in dieses nach technisch und ökonomisch rationalen Kriterien organisierte System nicht eingeplant. Hilfen zu ihrer Bewältigung sind daher nach DRG-Vorgaben auch nicht abrechenbar.

Ohne Zweifel ist es eine wichtige Aufgabe der Krankenhausseelsorge, Menschen in solchen Krisensituationen hilfreich beizustehen. So ist seit den rationalisierenden Umstrukturierungen im Personalbereich immer häufiger zu beobachten, dass die Seelsorgerinnen und Seelsorger im Krankenhaus für Aufgaben in Anspruch genommen werden, die früher selbstverständlich von Pflegekräften und Ärzten wahrgenommen wurden und die diese auch gerne weiterhin wahrnehmen würden, für die sie jetzt aber kaum noch Zeit haben, wie z.B. Patienten behutsam in die Wahrheit einer Krankheit zum Tode einzuführen oder sich um Angehörige zu kümmern, die mit einer schwierigen Situation nicht klarkommen. Für die Krankenhausseelsorge stellt sich die Frage, ob sie eine wesentliche Aufgabe in der Kompensation der angedeuteten Mängel und in der Hilfe in solchen krisenhaften Situationen sehen will, und vor allem, ob und inwieweit sie das in quantitativer und fachlicher Hinsicht überhaupt kann. Daher ist zu klären, worin die vornehmliche Aufgabe der Krankenhausseelsorge zu sehen ist.

Für die Krankenhausseelsorge wird es in der Zukunft immer wichtiger sein, dass sie die Probleme der Menschen im „System Krankenhaus"

Folgerungen für Kirchen, kirchliche Krankenhäuser und Krankenhausseelsorge

genau wahrnimmt und sich doch nicht in es so einbinden lässt, dass sie seinen Gesetzmäßigkeiten unterworfen wird, auch dann nicht, wenn sie durch das Krankenhaus teilweise refinanziert wird. Sie sollte in diesem System eine „Wirklichkeit" einbringen, die in ihm strukturell – vor allem aus ökonomischen Gründen – immer mehr ausgeblendet wird und die nicht erst dann zur Geltung kommen sollte, wenn „Krisen" eintreten, auf die das System von seinen rational durchorganisierten Strukturen her keine Antwort mehr geben kann. Das besagt zunächst einmal, dass sich die Seelsorge nicht in erster Linie den therapeutischen Zielsetzungen des Krankenhauses an- und einpasst, wie sie die beschriebene Reparaturmedizin anbietet. Das ihr zugrunde liegende Verständnis von Krankheit als „Defekt der Köpermaschine" (vgl. Kap. 1.1) klammert die Frage nach der *Bedeutung*, nach dem *Sinn* der Krankheit für das Subjekt (vgl. Kap. 1.2) und vor allem die Dimension der Unheilbarkeit und des Todes und damit die Notwendigkeit aus, dass es auch andere Formen des Umgangs mit der Krankheit geben muss (vgl. Kap. 4.2), als sie die auf ein „Wegmachen" oder „Reparieren" zielende Medizin anzubieten vermag. Die Seelsorge hat Abstand zu wahren zur pseudoreligiösen Verklärung der Gesundheit als höchstem Gut und zur Verdrängung des Todes. Das Proprium der christlichen Seelsorge erweist sich daran, was sie angesichts der Unheilbarkeit und des Todes anzubieten hat, vor allem daran, dass sie zu einem Glauben hinführt, der sich gerade in der Situation der Unheilbarkeit als tragende Kraft erweist, auch mit einer unheilbaren Krankheit zu leben. Das besagt nicht, dass Seelsorger in ihrer Tätigkeit nicht die heilenden Kräfte im Menschen und Hoffnung bestärken sollen. Sie sollen im Krankenhaus nicht Anwälte des Todes sein, sondern vielmehr Anwälte des Lebens, aber nicht primär eines Lebens, das letztlich immer vom Tod besiegt wird, sondern eines Lebens aus Gott, das der Tod nicht besiegen kann und das das Innere der Menschen so heilt, dass er gegen die Krankheit mit medizinischen und geistlichen Mitteln kämpfen, sie aber auch annehmen kann (vgl. Kap.4.3). Dieser Glaube hat für den „inneren" Menschen wahrhaft heilende Kraft, die ihn davor bewahrt, dass er in Krankheit und Sterben in Schwermut und dem Gefühl der Verlassenheit von Gott und Menschen versinkt, in Angst, Verzweiflung und Ohnmacht umkommt und sich verzweifelt an Mittel der Medizin, der Alternativmedizin und der „Pseudomedizin" klammert, die keine wirkliche Hilfe mehr bringen, denn Verzweiflung und abgründige Angst sind die eigentliche Krankheit zum Tode, der eigentliche Sieg des Todes über das Leben. Insofern ist auch der Glaube ein Widerstand gegen die Krankheit, aber kein verzweifelter und ohnmächtiger Widerstand, kein Überspielen der Ohnmacht mit illusionärer Macht, sondern ein Widerstand, der aus dem ewigen Leben geboren wird und der eben deshalb dazu befähigt, die innere Tödlichkeit der Unheilbarkeit, des Sterbens zu besiegen und den Tod auch anzunehmen.

Die Tatsache, dass die Medizin des technischen Zeitalters nicht in der Lage ist, die Unheilbarkeit und das Sterben in ihr System zu integrieren, macht die Einrichtung von Palliativstationen und Hospizen nötig, die weitgehend außerhalb des üblichen, auf Reparatur ausgerichteten Medizinsystems angesiedelt sind. Dennoch sterben die meisten Menschen weiterhin im Bereich der Akutmedizin, also in den Bereichen, die fast ausschließlich auf die Bekämpfung der Krankheiten und des Todes ausgerichtet sind. Weil Seelsorger überwiegend in diesem Bereich tätig sind, ist es geradezu gefordert, dass sie ihre Arbeit von einer kritischen Distanz zu diesen Zielsetzungen aus strukturieren. Ihr Anliegen muss es daher sein, auch Menschen, die sich mit mehr oder weniger großen Hoffnungen auf ein langes Überleben oder gar Heilung medizinischen Behandlungen unterziehen, in einer seelsorgerlichen Begleitung zu einem Leben mit der Krankheit und einer Annahme der Krankheit und des Sterbens zu befähigen, in der sich die Hoffnungen auf Überleben und Verlängerung des Lebens zu einer Hoffnung auf die Vollendung des Lebens zur Gottebenbildlichkeit durch den Tod hindurch wandelt. Ein derart angenommenes Leben mit der Krankheit und dem Sterben muss nicht mehr mit allen Mitteln bekämpft werden. Insofern sollte die Seelsorge im Krankenhaus auch Anwalt des Rechts auf Sterben und Tod sein.

Nicht zuletzt infolge der immer kürzeren Verweildauer der Patienten im Krankenhaus wird eine Begleitung des ernsthaft kranken Menschen, die seinen psychosozialen und spirituellen Bedürfnissen gerecht wird und ihm so auch hilft, mit seiner Krankheit zu leben und sie anzunehmen, immer schwieriger (vgl. Kap.1.6). Hinzu kommt, dass viele schwer und unheilbar kranke Menschen, die früher langfristig stationär behandelt wurden – nicht zuletzt onkologische Patienten – , heute ambulant behandelt werden. Man sieht den Patienten nur noch punktuell und konzentriert sich dabei weitgehend auf seinen medizinisch objektivierbaren Zustand. Die Patienten und ihre Angehörigen sind oft mit der Bewältigung der Krankheit allein gelassen, es sei denn, sie wenden sich an Selbsthilfegruppen und finden einen verständnisvollen Hausarzt, der sich für eine solche Begleitung Zeit nehmen will und kann und den Patienten z.B. bei unheilbarer und tödlicher Krankheit auch berät, inwieweit ihm angebotene medizinische Behandlungen wirklich seinem Wohlergehen dienen und wann ein Verzicht auf weitere Behandlungen mit dem Ziel, die Lebenszeit zu verlängern, angezeigt ist. Die Seelsorge ist daher

Folgerungen für Kirchen, kirchliche Krankenhäuser und Krankenhausseelsorge

herausgefordert, nach Wegen zu suchen, wie auch schwer kranken Menschen, die in Ambulanzen betreut werden, eine seelsorgerliche Begleitung angeboten werden kann, die ihnen nicht zuletzt auch hilft, in lebensdienlicher Weise mit der Krankheit und den angebotenen medizinischen Behandlungen umzugehen.

Die genannten Umstrukturierungen des Krankenhaus- und Gesundheitswesens führen dazu, dass die Menschen immer kurzfristiger stationär im Krankenhaus und überwiegend ambulant behandelt werden. Das hat sicher viele Vorteile für kranke Menschen, wenn sie in einen familiären Zusammenhang eingebettet sind. Es führt aber auch dazu, dass gerade die schwer kranken Menschen immer häufiger mit der Bewältigung ihrer Krankheit auf sich selbst und die nächsten Angehörigen zurückgeworfen sind und dass diese mit dieser Situation oft überfordert sind. Und immer mehr Menschen, insbesondere ältere, leben überhaupt ohne familiäre Einbindung. Diese gesellschaftliche Entwicklung und die Umstrukturierungen des Gesundheitswesens erfordern einen „autonomen" Patienten, der mit der Krankheit „autonom" umgehen und die für ihn nötigen Hilfen selbstständig organisieren kann. Um denjenigen, der dazu nicht fähig ist, ist es schlecht bestellt, wenn er keine Menschen hat, die stellvertretend für ihn eine schützende und fürsorgliche Anwaltschaft übernehmen Die Behandlung und Betreuung zu Hause konzentriert sich aufgrund der auch die ambulanten Pflegedienste und die Hausärzte treffenden Rationalisierungen und Rationierungen nach ökonomischen Gesichtspunkten immer mehr auf medizinische und pflegerische Leistungen im engsten Sinne, da kommunikative Leistungen kaum bezahlt werden. Damit werden vor allem die ambulant behandelten Menschen allein und oft auch ohne notwendige Hilfen gelassen, die keine Angehörigen oder Freunde haben, die ihnen in hilfreicher Weise beistehen können (vgl. Kap.1.6). Dabei wird verkannt, dass es nicht nur der medizinische Zustand, sondern nicht zuletzt auch die Einsamkeit, die soziale Isolierung und das daraus resultierende Gefühl der Sinnlosigkeit des Lebens sind, die das Leben mit der oft chronischen Krankheit und sehr eingeschränkten Lebenskraft schwer oder gar für den Betroffenen unerträglich machen und nicht selten zu depressiven Erkrankungen führen.

Diese Veränderungen führen dazu, dass immer mehr schwer kranke Menschen ohne Einbettung in ein vertrautes soziales Netz leben müssen, dass sie ihre gewohnten sozialen Beziehungen zu Hause nicht fortführen können und auch aufgrund ihres Gesundheitszustands am kirchlichen Leben nur sehr bedingt oder nicht mehr teilnehmen können. Diese Entwicklung stellt also auch eine große Herausforderung an die Kirchengemeinden dar. Gemeindepfarrer und „Gemeindeschwestern" –

sofern diese überhaupt noch für seelsorgerliche Dienste eingesetzt werden – allein werden die große Zahl der zu Hause lebenden schwer kranken Menschen kaum hinreichend seelsorgerlich begleiten können. Daher sind auch die Kirchengemeinden herausgefordert, nach neuen Wegen in der seelsorgerlichen Begleitung schwer kranker Menschen zu suchen, die ambulant behandelt werden. Selbsthilfegruppen und die Gründung von ehrenamtlichen, aber dafür auch gründlich zugerüsteten Besuchsdienstgruppen stellen eine Möglichkeit dar, wie es die zahlreichen ambulanten „Hospizgruppen" zeigen. Es darf nicht dazu kommen, dass zuletzt nur den Hausärzten die Rolle der Begleitung der schwerkranken und sterbenden Menschen überlassen wird, die früher zum großen Teil auch Gemeindepfarrer und gemeindliche Besuchsdienste übernommen haben. Hausärzte wären mit dieser Aufgabe völlig überfordert, zumal derartige zeitaufwändige kommunikative Leistungen, die meist mit Hausbesuchen verbunden sind, im Vergleich zu medizinischen Leistungen völlig unangemessen bezahlt werden.

Wenn die Seelsorge von der angedeuteten kritischen Haltung gegenüber den Zielsetzungen des Systems Krankenhaus aus ihre Arbeit strukturiert, wird sie im Krankenhaus zum Anwalt des Menschen als Subjekt werden, nicht im Sinne einer rationalistisch verstandenen Selbstbestimmung (Autonomie), sondern eines umfassenderen Wohlergehens des hilfsbedürftigen Menschen. Die Struktur unseres Medizinsystems, insbesondere unserer Krankenhäuser, wird in Zukunft immer mehr dazu führen, dass kranke Menschen auf die Anwaltschaft anderer Menschen angewiesen sind, und zwar je mehr, um so kränker und hilfsbedürftiger sie sind und je weniger sie in ein tragendes familiäres Netz eingebettet sind. Gerade schwer kranke und sozial und bildungsmäßig benachteiligte Menschen sind dem System meist hilflos ausgeliefert. Zu denken ist aber auch an die immer größer werdende Zahl alter und alleinstehender Menschen, die keine Angehörigen oder Freunde als Anwälte haben. Der Seelsorge fällt hier eine durch sie allein nicht zu bewältigende wichtige Aufgabe zu. Seelsorger müssen daher bemüht und kompetent sein, mit anderen Berufsgruppen, insbesondere Ärzten und Pflegekräften, zusammen Strukturen und Gremien aufzubauen und in ihnen wirksam mitzuarbeiten, durch die solche Anwaltschaft wenigstens in kritischen Fällen wahrgenommen werden kann. Zu denken ist hier zum Beispiel an den Aufbau von „Ethik-Komitees", in denen Leitlinien für die Behandlung schwer kranker Menschen erarbeitet werden, an „ethische Konsilien", die entsprechend solchen Leitlinien beraten, an die Einrichtung von „onkologischen Fallkonferenzen", in denen nicht nur der medizinische Befund, sondern auch die „psychosoziale Lage" der Patienten angemessen

Folgerungen für Kirchen, kirchliche Krankenhäuser und Krankenhausseelsorge

wahrgenommen und bei einer Behandlungsentscheidung berücksichtigt und vor allem verhindert wird, dass den Patienten aus ökonomischen oder anderen Gründen Behandlungen „angedient" werden, die ihrem Wohlergehen abträglich sind.

Je mehr das Krankenhaus nach marktwirtschaftlichen Gesichtspunkten umgestaltet wird, um so mehr werden sich solche Gremien auch mit der Frage beschäftigen müssen, worin der ökonomische Gewinn eines Krankenhauses bestehen und mit welchen Mitteln und Angeboten an welche Menschen er erzielt werden soll, inwieweit ökonomische Gesichtspunkte für medizinische Behandlungen eine Rolle spielen sollen, ob ethische Prinzipien, wie die Solidarität und zuteilende Gerechtigkeit bei der Behandlung von Krankheiten, durch Prinzipien einer ökonomischen Tauschgerechtigkeit abgelöst werden sollen und dürfen. Solche Strukturen und Gremien sind an sich schon geeignet, wenigstens in besonderen Fällen den kranken und hilfsbedürftigen Menschen als Subjekt in Blick zu nehmen und eine Anwaltschaft für ihn zu übernehmen und ihn vor einem seinem Wohlergehen abträglichen Handeln zu schützen. Die Seelsorger/innen sollten alle ihnen gegebenen Möglichkeiten nützen, in solchen Gremien von dem gekennzeichneten, theologisch begründeten „systemkritischen" Ansatz her ihren Einfluss geltend zu machen. Das erfordert allerdings neben seelsorgerlicher Erfahrung auch eine medizinethische Kompetenz und eine gute Kommunikationsfähigkeit mit anderen Berufsgruppen. Ohne eine solche gute Zusammenarbeit wird die Seelsorge in den Strukturen des Krankenhaussystems abgesehen von der seelsorgerlichen Begleitung im engeren Sinne nichts Entscheidendes zum Wohle der Patienten und zu ihrer Wahrnehmung als Subjekt bewirken können.

4.6 Ökonomie und Humanität im Krankenhaus – Zum Auftrag der Kirchen und von Krankenhäusern in kirchlicher Trägerschaft angesichts der Umstrukturierungen des Gesundheitswesens nach marktwirtschaftlichen Gesichtspunkten

Die Wahrnehmung des Patienten als Subjekt könnte für die Krankenhäuser in kirchlicher Trägerschaft ein Wettbewerbsvorteil sein.

Alle, insbesondere auch Krankenhäuser in kirchlich-diakonischer Trägerschaft, sind heute vor die Frage gestellt, wie sie bei den unvermeidlichen Umstrukturierungen des Gesundheitswesens nach marktwirtschaftlichen Gesichtspunkten vorgehen sollen und wie sie in der Konkurrenz zu Gesellschaften, die zahlreiche gewinnorientierte Privatkliniken betreiben, bestehen können.

Dabei ist nicht so sehr die marktwirtschaftliche Führung eines Krankenhauses an sich das grundlegende ethische Problem als vielmehr die Frage, worin der „Gewinn" eines Krankenhauses bestehen soll, und ob sich die Krankenhäuser diese Gewinnmöglichkeiten vom Markt und dem, was er honoriert, vorgeben lassen. Das würde dazu führen, dass man primär Leistungen anbietet, die nachgefragt und gut honoriert werden – zum Beispiel durch „Privatpatienten" bzw." private Krankenkassen" –, die sich aber nicht unbedingt auf Abweichungen von der biologischen Norm mit eindeutigem Krankheitswert beziehen, oder auf Krankheiten, die gut und gewinnträchtig behandelbar sind im Unterschied zu Krankheiten, wo das nur bedingt der Fall ist (z.B. viele chronische Krankheiten), oder allgemein auf medizintechnische Leistungen, die wenig pflegerische Leistungen nötig machen und die im Unterschied zu pflegerischen Leistungen gut honoriert werden.

Folgerungen für Kirchen, kirchliche Krankenhäuser und Krankenhausseelsorge

Man sollte davon ausgehen, dass *Krankenhäuser in kirchlicher Trägerschaft* für eine das Wohlergehen und die berechtigten Bedürfnisse von kranken Menschen in den Mittelpunkt stellende Gestaltung ihrer ökonomischen, medizinischen und personellen Strukturen auch in Zukunft offen bleiben. Allerdings darf die Behauptung, dass das Krankenhaus nach Grundsätzen christlicher Ethik gestaltet und geführt werde und dass der kranke Mensch in seinem Mittelpunkt stehe, nicht nur eine im Leitbild des Krankenhauses sich niederschlagende Behauptung sein, die sich zur Selbstdarstellung nach außen hin gut eignet. Die Behauptung ist nicht realisierbar, wenn man auf Vertrauen schaffende Beziehungen zwischen Patienten, Pflegekräften und Ärzten nicht besonderen Wert legt, die ohne eine Zeit fordernde Kommunikation nicht gelingen kann. Einsparungen im Personalbereich sind geradezu ein Gradmesser dafür, wie wenig der Patient als Mensch, sondern tatsächlich primär als Kunde einer Reparaturmedizin im Mittelpunkt des Krankenhauses steht. Eine der Realität entsprechende Bescheidenheit im ethischen Selbstverständnis steht gerade Krankenhäusern in kirchlich-diakonischer Trägerschaft gut an. Entscheidend ist aber auch, dass die Krankenhäuser funktionierende Strukturen und Gremien schaffen, die tatsächlich ernsthaft dafür sorgen, dass der kranke Mensch auch unter den wesentlich ökonomisch bedingten Umstrukturierungen im Krankenhaus als Subjekt behandelt wird und dass grundlegende ethische Prinzipien und Werte beachtet werden.

Alle, insbesondere aber kirchliche Krankenhäuser sind heute vor die Frage gestellt, wie sie verhindern können, dass die Diskrepanz zwischen dem ethischen Anspruch, dass die Hilfe für Menschen in krankheitsbedingter Not die wichtigste Aufgabe des Krankenhauses sein soll, einerseits und den ökonomisch bedingten Rationalisierungen und Rationierungen, nicht zuletzt im Personalbereich, andererseits immer weiter wächst. Dem entspricht die Diskrepanz zwischen den stetig gesteigerten Angeboten der Reparaturmedizin einerseits und den Hilfen für Menschen mit teils vielen chronischen, unheilbaren und tödlichen Krankheiten andererseits, denen mit den Mitteln der Reparaturmedizin nur bedingt oder kaum noch geholfen werden kann, deren Not aber durch palliative, pflegerische und vor allem „kommunikative", also personalintensive Leistungen sehr wohl wirksam gelindert werden könnte. Es ist ein Test auf die Humanität unseres Krankenhauswesens und Gesundheitswesen insgesamt, wie diese Menschen in und außerhalb unserer Krankeninstitutionen gemäß ihrer unverlierbaren Menschenwürde geachtet, medizinisch behandelt und gepflegt werden, ja es ist ein Test auf die Humanität der Gesellschaft überhaupt, wie in ihr mit der stetig wachsenden Zahl multimorbider, chronisch kranker und zum großen Teil pflegebedürftiger Menschen

Folgerungen für Kirchen, kirchliche Krankenhäuser und Krankenhausseelsorge

umgegangen wird. Es stellt eine große Herausforderung für die Krankenhäuser, Pflegeeinrichtungen und ambulanten medizinischen und pflegerischen Dienste in kirchlicher Trägerschaft dar, ob und wie sie sich den abzusehenden strukturellen, vor allem ökonomisch bedingten Tendenzen zur Dehumanisierung der Hilfe für Menschen in krankheitsbedingter und altersbedingter Not und der Aushöhlung bisher anerkannter grundlegender ethischer Prinzipien entgegenstellen können und wollen.

Wenn dies nur dadurch möglich ist, dass man an den pflegerischen und „kommunikativen" Leistungen nicht weiter spart, dann wird man wahrscheinlich in anderen Bereichen der Medizin Einsparungen vornehmen müssen, z. B. im Bereich der „Reparaturmedizin", und diese in den Bereich der Pflege und der kommunikativen Leistungen umschichten müssen. Dann aber stellt sich die Frage, ob die Menschen unserer Zeit, die ihre Hoffnung immer mehr in die Reparaturmedizin setzen, diesen „humanen Mehrwert" kirchlicher Krankenhäuser zu schätzen wissen, ob er allein unter marktwirtschaftlichen Bedingungen „Kunden", nicht zuletzt finanzkräftige Kunden, anzuziehen vermag. Die Antwort, kirchliche Krankenhäuser müssten sich sowohl hinsichtlich ihrer medizintechnischen Leistungen wie auch ihrer pflegerischen und kommunikativen Angebote auf höchsten Niveau bewegen, stellt unter den vorgegebenen ökonomischen Rahmenbedingungen selbst bei gegebenen Einsparmöglichkeiten ohne Niveauverlust im medizinischen Bereich eine immer schwerer realisierbare Forderung dar. Sollten sich kirchliche Krankenhäuser also, um ihrer eigenen Tradition und ihrem humanen Auftrag in der Gesellschaft, sich vor allem um die schwächsten und unheilbaren Menschen zu kümmern, gerecht zu werden, nur auf die Bereiche der Medizin und des Krankenhauswesens konzentrieren, in denen es besonders wichtig ist, dass der Mensch als Subjekt im Mittelpunkt steht, also auf chronisch kranke und sterbende Menschen? Dann aber stellt sich wiederum die Frage, ob und wie solche Einrichtungen überhaupt ökonomisch rentabel arbeiten und überleben können.

Krankenhäuser in kirchlicher Trägerschaft sollten ernsthaft versuchen, sich der wachsenden Diskrepanz zwischen den Investitionen in die „Reparaturmedizin" einerseits und andererseits den Mitteln für die Pflege und kommunikative Leistungen und der Aushöhlung grundlegender ethischer Prinzipien wie dem Prinzip des „Nicht-Schadens" und dem der gerechten Zuteilung von Leistungen für die Gesundheit gemäß der Hilfsbedürftigkeit von kranken Menschen entgegenzustellen. Ob die Gesamtentwicklung damit entscheidend zu ändern ist, muss offen bleiben. Diese wäre nur zu verändern, wenn man auf politischer Ebene ernsthaft bestrebt wäre und wenn es gelänge, die beschriebene „Fortschrittsfalle" (vgl. Kap. 2.2.) dadurch zu vermeiden, dass man die Leistungen der Reparaturmedizin zugunsten der Pflege und der „kommunikativen" Leistungen zu begrenzen vermag und wenn man vor Einführung neuer teurer Techniken in die Medizin fragt, ob sie in absehbarer Zeit allen Menschen, denen damit entscheidend geholfen werden kann, auch zu gute kommen, also für sie alle bezahlt werden können. Dies wird auf längere Frist bei sehr vielen neuen Verfahren schwer abschätzbar sein. Um so wichtiger ist es aber, dass geeignete Instrumentarien zur Abschätzung der Folgen, auch der sozialen und moralischen Folgen, von möglichen neuen Verfahren vor Einführung der neuen Methoden in die Praxis der Medizin entwickelt und angewendet werden. Sollte sich dabei ergeben, dass die Einführung der Methoden in die medizinische Praxis zu bedenklichen moralischen Folgen führt, so müsste auf diese Einführung aus ethischen Gründen verzichtet werden, z.B. wenn durch sie das grundlegende ethische Prinzip der *Gerechtigkeit in der Zuteilung von Gesundheitsleistungen nur gemäß der krankheitsbedingten Not ohne Ansehen der Person* in Frage gestellt und durch eine *Tauschgerechtigkeit* verdrängt wird, bei der Gesundheitsleistungen wie andere Konsumgüter betrachtet werden, die man gemäß der eigenen Finanzkräftigkeit bzw. Art der Versicherung kaufen kann und muss. Dies wird aber wiederum nur möglich sein, wenn sich alle Krankenhäuser, auch die in privater Trägerschaft, an diese ethischen Grundsätze halten. Anderenfalls würden Krankenhäuser in kirchlicher Trägerschaft langfristig kaum konkurrenzfähig bleiben.

Wird dieser ethische Grundsatz nicht beachtet, so würde das medizinische Handeln immer mehr unserer bisherigen Vorstellung von Menschenwürde widersprechen und letztlich Gesundheit und auch das Leben zur kaufbaren Ware herabwürdigen. Der humane Preis, den man für einen solchen „Fortschritt" zu einer das Prinzip der zuteilenden Gerechtigkeit von Gesundheitsleistungen auflösenden Mehrklassenmedizin zahlen würde, wäre hoch. Er würde zu einer Ökonomisierung und Verdinglichung des Menschenlebens führen, die eine nicht absehbare Verunsicherung des ärztlichen und pflegerischen Ethos, ja der moralischen Grundlagen unserer Gesellschaft überhaupt nach sich ziehen würde. Schon heute ist zu beobachten, dass Ärztinnen und Ärzte, nicht zuletzt junge Ärzte, darunter leiden, dass die Beachtung grundlegender ethischer Wertvorstellungen wie die Prinzipien des „Nicht-Schadens", der Sorge für das Wohlergehen der Patienten (Fürsorge) und der gerechten Zuteilung von medizinischen und pflegerischen Leistungen (Gerechtigkeit) immer mehr hinter das Kalkül des ökonomischen Nutzens für das Krankenhaus zurücktreten. Diese, oft schon eindeutig angeordnete Rangordnung stürzt viele Ärztinnen, Ärzte und auch Pflegekräfte in Gewissenskonflikte und untergräbt ihre ethische Motivation. Darauf sollten die Kirchen und Träger kirchlicher Krankenhäuser unüberhörbar aufmerksam machen, und dem sollten sie sich gemeinsam vor allem in der kirchlichen Diakonie mit allen nur möglichen Mitteln widersetzen, zumal die Humanität einer Gesellschaft sich nicht so sehr daran erweist, ob und wie effizient wir Krankheiten mit technischen Mitteln bekämpfen oder auch beseitigen können, als vielmehr daran, wie wir mit den unheilbaren und der Pflege und mitmenschlichen Hilfe bedürfenden Menschen umgehen und wie wir die unverlierbare und gleiche Würde aller Menschen achten und sie entsprechend dieser Würde gerecht, d.h. entsprechend ihrer Hilfsbedürftigkeit behandeln (vgl. Kap. 4.4). Dies ist nur möglich, wenn die stationäre wie die ambulante medizinische Behandlung in eine den Bedürfnissen des kranken Menschen entsprechende Pflege und mitmenschliche Begleitung in und außerhalb des Krankenhauses eingebettet ist (vgl. Kap. 1.6). Um der Wahrung dieser grundlegenden ethischen Prinzipien willen müssen Krankenhausträger und muss die Gesellschaft auch bereit und fähig bleiben, auf mögliche wissenschaftliche, technische und ökonomische Fortschritte zu verzichten oder durch eine Erhöhung der finanziellen Mittelzuweisungen mehr Geld in den Gesundheitsbereich zu lenken. Ansonsten wird der technische und ökonomische Fortschritt die humanen Grundlagen des Krankenhauswesens und unserer Gesellschaft zunehmend aushöhlen und auflösen (vgl. Kap.1.4).

Wenn diese grundlegenden ethischen Forderungen in kirchlichen Krankenhäusern beachtet werden sollen, dann müssen diese sich Umstrukturierungen hin zu einer Mehr-Klassen-Medizin, bei der zuletzt selbst wesentliche, die Gesundheit und das Leben erhaltende Maßnahmen gemäß der Finanzkraft des Kunden und einer Tauschgerechtigkeit zugeteilt werden, entschieden entgegenstellen und sie verweigern. Sie dürfen ihren Mitarbeitern, weder den Pflegekräften noch erst recht nicht den Ärzten, die solche ungerechten Zuteilungen bzw. Verweigerungen von Behandlungen auf der unteren Ebene und in der konkreten Begegnung mit leidenden Menschen vornehmen müssen, dies nicht zumuten. Das würde nämlich das bisherige Ethos dieser Berufe grundsätzlich in Frage stellen, ihre berufsethischen Motivationen untergraben und jeden Anspruch auf die Geltung christlich-ethischer Überzeugungen in einem kirchlichen Krankenhaus diskreditieren. Der kranke Mensch würde dann endgültig als Kunde gemäß seinen Wünschen und seiner finanziellen Kraft, sich diese Wünsche zu erfüllen, und nicht mehr als leidendes Subjekt gemäß seiner Hilfsbedürftigkeit behandelt.

Folgerungen für Kirchen, kirchliche Krankenhäuser und Krankenhausseelsorge

Um solche Entwicklungen zu vermeiden (vgl. Kap.3), müssen die kirchlichen Träger von Krankenhäusern und die Kirchen gegenüber der Politik und den Krankenkassen darauf dringen, (1) dass die kommunikativen Leistungen im Gesundheitswesen, nicht zuletzt im Krankenhaus, eine ihrer Bedeutung entsprechende auch finanzielle Anerkennung finden, dass sie gegebenenfalls auch aus anderen Geldern als denen der Gesundheitswirtschaft gefördert werden, (2) müssen sie auf Krankenkassen und die Politik Einfluss nehmen, um entsprechende Zielbestimmungen und Prioritätensetzungen in den Leistungen des Gesundheitswesens zu erreichen und auch zu klären, ob und welche neuen und teuren medizintechnischen Behandlungsmethoden in die medizinische Praxis eingeführt werden sollen, insbesondere wenn berechtigte Zweifel bestehen, ob sie auch allen kranken Menschen, denen sie wirklich eine Hilfe bringen würden, zugute kommen werden, und (3) Einfluss auf die Krankenkassen und die Ärzteschaft nehmen, dass die möglichen Einsparungen im Gesundheitswesen durch den Verzicht auf unnötige, teure und wenig Hilfe bringende medizintechnische Leistungen auch ausgeschöpft werden (Rationalisierungen ohne Rationierungen, vor allem für Kassenpatienten). Dazu gehört z.B. nicht zuletzt die Erstellung von Kriterien, welche medizinischen Leistungen bei unwiderruflich todkranken Menschen noch wirklich ihrem Wohlergehen und nicht nur einer möglichen Lebensverlängerung oder gar der Erzielung von Profit dienen (vgl. Kap.3.3). Wenn solche, sich rein am Wohlergehen der kranken Menschen orientierende Kriterien bei allen betroffenen Patienten beachtet würden, würden erhebliche Einsparungen möglich, ohne dass diese Menschen dadurch auf ihrem Weg zum Tode nicht alle zur Verfügung stehenden und für sie sinnvollen palliativen Maßnahmen erhalten würden, unnötige Leiden ertragen müssten oder ungerecht behandelt würden.

ZU DEN AUTOREN

Ulrich Eibach, Prof. Dr. theol., geb.1942; Studium und Staatsexamen in Biologie, Philosophie und Ev. Theologie in Heidelberg und Bonn; 1981-2007 Pfarrer am Universitätsklinikum Bonn-Venusberg und Beauftragter der Ev. Kirche im Rheinland für Fortbildung und Fragen der Ethik in Biologie und Medizin; 1991 Habilitation in Bonn; 1997 apl. Professor für Systematische Theologie und Ethik an der Universität, Mitglied der „Akademie für Ethik in der Medizin" (Göttingen) und der „Wissenschaftlichen Gesellschaft für Theologie". Schwerpunkte wissenschaftlicher Tätigkeit: Naturwissenschaften und Theologie; Bioethik und medizinische Ethik; theologische Fragen der Seelsorge. Zahlreiche Veröffentlichungen zur Medizin- und Bioethik.

Santiago Ewig, Prof. Dr. med., geb. 1959; Studium der Medizin in Bonn, Facharztweiterbildung in Bonn, Heidelberg und Barcelona, Arzt für Innere Medizin, spezialisiert auf Pneumologie einschließlich der Gebiete der Umweltmedizin und Allergologie, Intensivmedizin und Infektiologie, apl. Professor an der Universität Bonn; Chefarzt der Augusta-Krankenanstalt Bochum und des Evangelischen Krankenhauses Herne; Mitglied mehrerer deutscher und ausländischer medizinischer Fachgesellschafen, zahlreiche Veröffentlichungen in seinen Fachgebieten und zu Fragen der medizinischen Ethik.

Klaus Zwirner, Prof. Dr. med., geb. 1933; Studium der Medizin in Heidelberg. Arbeitskreis Psychosomatik, Lehranalyse. Promotion 1959 mit einer Arbeit auf dem Gebiet der Physiologie. Facharztweiterbildung zum Arzt für Innere Medizin, Kardiologie, internistische Intensivmedizin, Sozialmedizin in Kiel, Homburg/Saar, Saarbrücken. 1975 Ltd. Arzt Medizinische Klinik – Kardiologie – internistische Intensivmedizin am Klinikum Saarbrücken. 1981 – 1995 Ärztlicher Direktor des Klinikum. Lehrauftrag für Innere Medizin an der Medizinischen Fakultät der Universität des Saarlandes sowie Lehrauftrag für Sozialmedizin an der katholischen Fachhochschule für Sozialwesen Saarbrücken. 1990 Honorarprofessor. Mitglied zahlreicher Fachgesellschaften, zahlreiche Veröffentlichungen auf dem Fachgebiet.

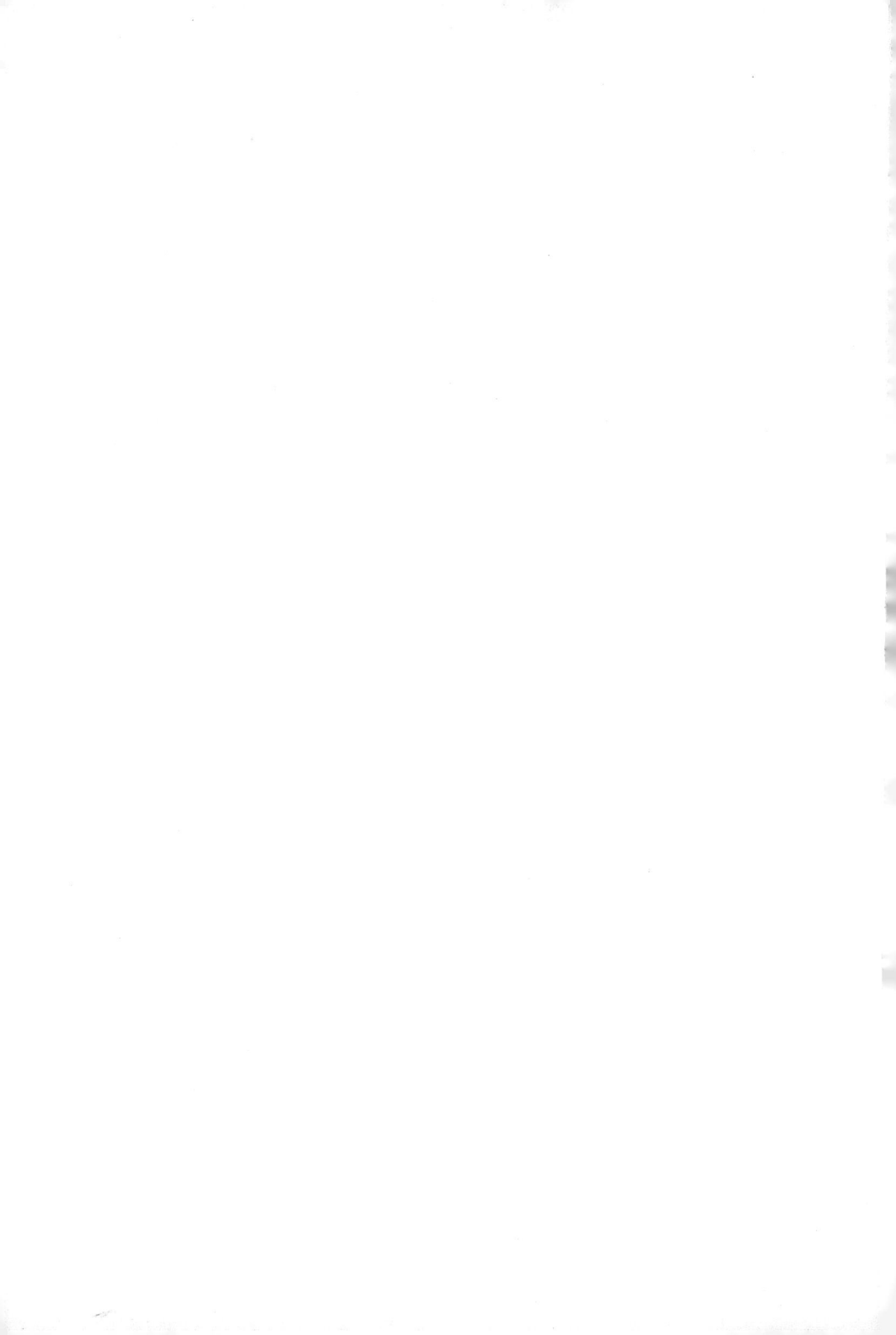